全国中医药行业高等教育"十三五"规划教材

全国高等中医药院校规划教材（第十版）

壮医经筋学

（供壮医学专业用）

主　编
林　辰　韦英才

副主编
梁树勇　黄雯波

编　委（以姓氏笔画为序）
匡家毅　李　洪　杨焕彪　吴　飞
何育凤　张　云　周宾宾　黄　艺
黄芳琴　梁子茂　覃斌宁　雷龙鸣

中国中医药出版社
·北　京·

图书在版编目（CIP）数据

壮医经筋学 / 林辰，韦英才主编 . —北京：中国中医药出
版社，2021.7（2024.3 重印）
全国中医药行业高等教育"十三五"规划教材

ISBN 978-7-5132-6078-7

Ⅰ . ①壮… Ⅱ . ①林… ②韦… Ⅲ . ①壮语—民族医学—经筋—
穴位疗法—中医学院—教材 Ⅳ . ① R291.8

中国版本图书馆 CIP 数据核字（2020）第 006359 号

中国中医药出版社出版

北京经济技术开发区科创十三街 31 号院二区 8 号楼
邮政编码 100176
传真 010 - 64405721
北京盛通印刷股份有限公司印刷
各地新华书店经销

开本 850×1168 1/16 印张 8.5 字数 208 千字
2021 年 7 月第 1 版 2024 年 3 月第 4 次印刷
书号 ISBN 978 - 7 - 5132 - 6078 - 7

定价 36.00 元
网址 www.cptcm.com

服 务 热 线 010-64405510
购 书 热 线 010-89535836
维 权 打 假 010-64405753

微信服务号 zgzyycbs
微商城网址 https://kdt.im/LIdUGr
官 方 微 博 http://e.weibo.com/cptcm
天猫旗舰店网址 https://zgzyycbs.tmall.com

如有印装质量问题请与本社出版部联系（010-64405510）

全国中医药行业高等教育"十三五"规划教材

全国高等中医药院校规划教材（第十版）

专家指导委员会

全国中医药行业高等教育"十三五"规划教材

编审专家组

组　长
王国强（国家卫生计生委副主任　国家中医药管理局局长）

副组长
张伯礼（中国工程院院士　天津中医药大学教授）

王志勇（国家中医药管理局副局长）

组　员
卢国慧（国家中医药管理局人事教育司司长）

严世芸（上海中医药大学教授）

吴勉华（南京中医药大学教授）

王之虹（长春中医药大学教授）

匡海学（黑龙江中医药大学教授）

刘红宁（江西中医药大学教授）

翟双庆（北京中医药大学教授）

胡鸿毅（上海中医药大学教授）

余曙光（成都中医药大学教授）

周桂桐（天津中医药大学教授）

石　岩（辽宁中医药大学教授）

黄必胜（湖北中医药大学教授）

前　言

为落实《国家中长期教育改革和发展规划纲要（2010–2020 年）》《关于医教协同深化临床医学人才培养改革的意见》，适应新形势下我国中医药行业高等教育教学改革和中医药人才培养的需要，国家中医药管理局教材建设工作委员会办公室（以下简称"教材办"）、中国中医药出版社在国家中医药管理局领导下，在全国中医药行业高等教育规划教材专家指导委员会指导下，总结全国中医药行业历版教材特别是新世纪以来全国高等中医药院校规划教材建设的经验，制定了"'十三五'中医药教材改革工作方案"和"'十三五'中医药行业本科规划教材建设工作总体方案"，全面组织和规划了全国中医药行业高等教育"十三五"规划教材。鉴于由全国中医药行业主管部门主持编写的全国高等中医药院校规划教材目前已出版九版，为体现其系统性和传承性，本套教材在中国中医药教育史上称为第十版。

本套教材规划过程中，教材办认真听取了教育部中医学、中药学等专业教学指导委员会相关专家的意见，结合中医药教育教学一线教师的反馈意见，加强顶层设计和组织管理，在新世纪以来三版优秀教材的基础上，进一步明确了"正本清源，突出中医药特色，弘扬中医药优势，优化知识结构，做好基础课程和专业核心课程衔接"的建设目标，旨在适应新时期中医药教育事业发展和教学手段变革的需要，彰显现代中医药教育理念，在继承中创新，在发展中提高，打造符合中医药教育教学规律的经典教材。

本套教材建设过程中，教材办还聘请中医学、中药学、针灸推拿学三个专业德高望重的专家组成编审专家组，请他们参与主编确定，列席编写会议和定稿会议，对编写过程中遇到的问题提出指导性意见，参加教材间内容统筹、审读稿件等。

本套教材具有以下特点：

1. 加强顶层设计，强化中医经典地位

针对中医药人才成长的规律，正本清源，突出中医思维方式，体现中医药学科的人文特色和"读经典，做临床"的实践特点，突出中医理论在中医药教育教学和实践工作中的核心地位，与执业中医（药）师资格考试、中医住院医师规范化培训等工作对接，更具有针对性和实践性。

2. 精选编写队伍，汇集权威专家智慧

主编遴选严格按照程序进行，经过院校推荐、国家中医药管理局教材建设专家指导委员会专家评审、编审专家组认可后确定，确保公开、公平、公正。编委优先吸纳教学名师、学科带头人和一线优秀教师，集中了全国范围内各高等中医药院校的权威专家，确保了编写队伍的水平，体现了中医药行业规划教材的整体优势。

3. 突出精品意识，完善学科知识体系

结合教学实践环节的反馈意见，精心组织编写队伍进行编写大纲和样稿的讨论，要求每门教材立足专业需求，在保持内容稳定性、先进性、适用性的基础上，根据其在整个中医知识体系中的地位、学生知识结构和课程开设时间，突出本学科的教学重点，努力处理好继承与创新、理论与实践、基础与临床的关系。

4. 尝试形式创新，注重实践技能培养

为提升对学生实践技能的培养，配合高等中医药院校数字化教学的发展，更好地服务于中医药教学改革，本套教材在传承历版教材基本知识、基本理论、基本技能主体框架的基础上，将数字化作为重点建设目标，在中医药行业教育云平台的总体构架下，借助网络信息技术，为广大师生提供了丰富的教学资源和广阔的互动空间。

本套教材的建设，得到国家中医药管理局领导的指导与大力支持，凝聚了全国中医药行业高等教育工作者的集体智慧，体现了全国中医药行业齐心协力、求真务实的工作作风，代表了全国中医药行业为"十三五"期间中医药事业发展和人才培养所做的共同努力，谨向有关单位和个人致以衷心的感谢！希望本套教材的出版，能够对全国中医药行业高等教育教学的发展和中医药人才的培养产生积极的推动作用。

需要说明的是，尽管所有组织者与编写者竭尽心智，精益求精，本套教材仍有一定的提升空间，敬请各高等中医药院校广大师生提出宝贵意见和建议，以便今后修订和提高。

国家中医药管理局教材建设工作委员会办公室

中国中医药出版社

2016 年 6 月

编写说明

　　壮医经筋学是壮医学的重要组成部分，是壮族文化和传统医学的宝贵遗产，具有悠久历史及丰富内涵。我们在继承和借鉴古典十二经筋理论的基础上，结合壮医"三道两路"理论和民间理筋医术，以壮医经筋专家黄敬伟教授为代表的历代壮医医家的医疗实践为基础，通过对壮医经筋疗法的不断研究探索与扩展创新，提出肌肉解利生理学、横络盛加病因学、因结致痛病理学、摸结定位诊断学、松筋解结治疗学、拉筋排毒养生学等六个经筋学术观点。

　　随着对壮医经筋疗法基础与临床研究的不断深入，临床经验的不断积累，一些新经验、新认识、新成果不断涌现。为了更好弘扬和传承壮医经筋学，我们对历代医家的壮医经筋学术思想与丰富医疗经验进行全面和深度的挖掘，并融入近 30 年来壮医经筋疗法临床实践应用经验及科研成果，凸显了科研成果反哺教学的理念。

　　本教材全书共八章，可分为壮医经筋概论、经筋生理功能及经筋病因病机、经筋病的治疗原则及治疗机理、经筋病的症状及筋结病灶、经筋的循行及筋结病灶分布、经筋病的诊查方法、壮医经筋治疗方法及壮医经筋病的治疗等。

　　本教材由主编主持、负责分工编写，主编林辰负责全书的编写计划、体例的制订和统稿，并执笔前四章的撰写；主编韦英才负责第五、第六章的撰写及壮医经筋分布图的绘制；副主编黄雯波负责第七章的撰写及手法图解的制作，副主编梁树勇和其他编委负责第八章壮医经筋病的治疗的撰写。

　　本教材内容结构严谨，思路清晰，内容翔实，将壮医经筋术传承与创新融为一体。力求使广大学生能体会到古老壮医经筋术的精髓，也可以领略到现代壮医经筋学的风貌，有助于壮医经筋诊疗方法的条理化、系统化和规范化，有助于壮医经筋高级人才的培养和壮医经筋学科的发展壮大，推动壮医学科的进一步发展。

　　本教材虽然经我们多次审阅、修改，但由于时间紧、任务重，疏漏在所难免，恳请读者提出批评意见和建议，以祈能得到不断改进、补充和完善。

《壮医经筋学》编委会

2021 年 4 月

目　录

第一章　概　论

第一节　概　述

　　"经筋"是经络系统在肢体外周的连属部分，与经脉同源共渊，构成经络系统的主干线。壮医经筋理论是在继承和借鉴中医古典"十二经筋"理论的基础上，在以近代壮医经筋专家黄敬伟等为代表的壮医医家长期的医疗实践中积累、总结形成的。

一、定义

（一）经筋

　　"经筋"最早出自《黄帝内经》。关于"经筋"的名称，古往今来，论述很多，如有"筋结""筋膜""筋骨""经筋"之说等。"筋"一词最早见于《易经》，其义有五：第一，"筋"指经络，《易经·系辞》云："筋乃人身之经络，骨节之外，肌肉之内，四肢百骸，无处非筋，无处非络，联络周身，通行血脉而为精神之外辅。"可见，最初的"筋"是指广泛分布于身体各部分的经络。第二，"筋"属五体，《灵枢·经脉》言："骨为干，脉为营，筋为刚，肉为墙，皮肤坚而毛发长。"即把筋归于"五体"之一，为构成人身形体的重要组成部分。第三，筋主骨节，《说文解字》从字面上对筋进行解释："筋者，肉之力也。"意为筋乃关节动力之源。第四，筋为宗筋，《黄帝内经》中的"宗筋"有狭义和广义之分，狭义者为前阴之代称，广义者指诸筋所聚之处。《素问·厥论》言："前阴者，宗筋之所聚，太阴阳明之所合也。"即指狭义的宗筋。第五，筋荣在爪，《素问·五脏生成》云："肝之合筋也，其荣爪也。"头面躯干病症信息通过经筋网络汇集于指端的爪甲。脏腑荣枯，气血盛衰，皆可由经筋的传导引起指甲的变化。因此，有"爪为筋之余"之说。壮医经筋理论形成及临床实践受到《黄帝内经》理论的影响，故壮医经筋的名称及在人体的分布和循行与古典十二经筋基本一致。

　　经筋系统包括十二经筋、十二经别和十二皮部。十二经筋以纵行于机体上下的主要干线，起着主宰整个筋肉系统的作用，同时紧密伴随经脉循行于周身，呈现"四维"立体象形，维系机体内外、贯通上下、连缀百骸，保证躯体的各种生理活动顺利进行。十二皮部按阴阳关系，合为六个方位，分布在机体的表层。十二经别贯通内外表里，联络脏腑，按手足阴阳关系，结成"六合"，拓展了十二经筋的分布范畴，维持着机体正常的生理运转。

（二）壮医经筋病

　　壮医经筋病，是指人体由于外界环境或体内致病因素的作用，导致"三道""两路"通道的功能障碍，人体肌筋系统发生病变，三气不能同步而致的全身性连锁反应，导致单纯型或复合型的肌肉筋结急、慢性受损而出现的症候群。临床上以疼痛、酸胀、僵硬、活动受限、触及有形的筋结病理改变等。

肌筋系统是机体组织结构的庞大体系，成分复杂，生理功能多样化，涉及面广，承担的任务繁重，受损伤的概率大等，故经筋病症属临床常见病、多发病；不少疑难病症及未明原因的疼痛性疾病，可由病理性筋结直接或间接导致。经筋病好发于各个年龄段，男女发病率没有太大区别。

经筋病症的特点，除临床常见的疼痛性、痉缩性及功能障碍外，临床上还有筋结病灶导致的失衡性、压迫性、累及性、致凝性、隐蔽性、致疲性、类似性、致冷性、多维性病症特点。

（三）壮医经筋疗法

壮医经筋疗法是在壮医理论的指导下，以经筋学说为理论依据，运用壮医理筋手法、固灶刺筋法、循筋拔罐法等综合治疗手段，从局部对机体进行整体调理，畅通"三道""两路"，以达到疏经通络、调和气血、解痉止痛的目的，从而恢复机体的内外平衡和天地人三气同步，用以预防和治疗疾病的一种独特的医疗和保健方法。其治疗方法遵循"以痛为腧""以灶为腧"和"以结为腧"的选穴原则，运用独特的"手法－针刺－拔罐多维系列解锁"的新型综合疗法，这一疗法广泛运用于 100 多种筋性疾病的治疗。

壮医经筋疗法，主要由"三联施治法"和"多维系列解锁法"等组成。

壮医经筋"三联施治法"，也叫壮医综合消灶法，在遵循"以痛为腧""以灶为腧"和"以结为腧"选穴原则的基础上，采用以理筋法、刺筋法、经筋拔罐法等综合疗法治疗经筋病的独特方法。

壮医经筋"多维系列解锁法"，是在采用壮医经筋"三联施治法"的基础上，加用"系列解结""多维解锁""整体调机"等更为复杂的施治术，从而能够使机体获得"舒筋减压"及"以通得补""全面疏通"治疗效果的综合疗法。"多维系列解锁法"的使用，主要是由于经筋病有多维性筋结点的分布特点，针对一些疑难复杂的经筋疾病，而使用多种疗法综合应用的治疗方法。

壮医经筋"系列解结"针刺施治术，是在使用理筋手法进行舒筋解结的基础上，针对不同类型的筋结病灶，采用毫针或火针施以一孔多针、移行点刺、轻点刺络、病灶直刺等多种不同的针刺解结方法，以解除其紧张压迫而达到治疗疾病的效果。

壮医经筋"整体调机"综合施治术，是通过综合理筋的手段，先找到机体节段调控的节点，施以边查灶、边消灶的功能调整；再结合局部的"以灶酸胀、僵硬、活动受限为腧"，进行准确穴位治疗，以确保施治直达病所，消除影响机体功能失衡的因素。

壮医经筋疗法具有适应证广、应用简便、疗效显著、经济安全等优点，千百年来深受广大壮族人民的欢迎，对壮族的健康繁衍作出了重要贡献。

（四）壮医经筋学

壮医经筋学，是在壮医理论为指导下，以经筋理论、手法、作用机制及临床应用为研究内容，探讨运用经筋疗法防病治病规律的一门传统医学学科。壮医经筋学是一门传承与创新并举的学科，不仅继承了历代医家的经筋学术理论与医疗经验，而且不断纳入现代临床实践研究中所取得的新经验、新认识、新成果，总结提出肌肉解利生理学、横络盛加病因学、因结致痛病理学、摸结定位诊断学、松筋解结治疗学、拉筋排毒养生学六个经筋学术观点，使得经筋学科内容不断充实和完善。

壮医称"筋肉"为"伊"与"诺"，"骨头"为"骆"，经筋相当于壮医的"火路"。壮医学认为，人体就像一座高楼大厦，骨头是大厦的钢筋支架，筋肉就是大厦的水泥和砖，钢强墙才稳，筋柔骨才顺，筋与骨关系十分密切。生理上：一方面，经筋网络周身，形成许多"网结"，为"巧坞"（大脑）向全身传送信息，达到"天人地"三气同步的健康状态。另一方面，经筋攀骨附节，外应天序，内护脏腑，保证机体平衡和趋翔运动。病理上：壮医学认为，经筋失衡，外感风寒湿毒邪，筋结形成，横络盛加，阻塞三道两路，使三气不得同步，这是导致筋病的主要原因。壮医对"筋骨"的认识主要体现在治疗上，壮族民间的各种"松筋整骨"术和药物治疗方法历史悠久，别具特色。

二、经筋的构成与特点

经筋是十二经脉之气结聚散络于筋肉关结的附属体系，古人以十二经筋总括全身之筋，把人体的筋肉组织隶属于十二经筋；经筋是十二经脉的连属部分，是经络系统的重要组成部分，研究经筋的构成与特点，对经筋疾病的治疗具有重要意义。

（一）经筋的构成

经筋主要由十二经筋、十二经别及十二皮部三大部分构成，而以十二经筋为核心，包括人体全身皮肤、肌肉、肌腱、筋膜、韧带等有机联体结构，发挥"连缀百骸""维络周身""着藏经脉"维护机体整体统一，护脏固腑，保证躯体正常功能活动的发挥。

筋有狭义和广义之分。

狭义的筋，主要指肌腱、韧带、筋膜和神经。《辞海》中对"筋"的解释有四：一是附在骨上的韧带，引申为肌肉的通称；二是静脉的俗称，如青筋暴露；三是植物中的脉络状的组织，如筋叶；四是统指大筋、小筋、筋膜等，包括解剖学所说的韧带、肌腱、筋膜等。此外，脏腑胸膈间的一些组织亦属此范畴，"凡肉理脏腑之间，其成片联络薄筋，皆谓之膜"。实际上，从《灵枢》所述十二经筋的循行分布来分，经筋多起于四肢末端，结聚于腕、肘、肩、膝、股、脊柱、头角、胸等骨关节处，这些部位正是肌腱、韧带附着处。由此可知，前人所谓的筋，是一种联络、保护关节、主司运动的组织。

广义的筋，则包括肌肉在内。《说文·筋部》从字面上对筋进行解释："筋，肉之力也。从力，从肉，从竹。竹，物之多筋者。""从竹者，以竹之为物多节，所以明其形也。"

首先，竹多节，喻筋主多个关节。其次，竹性柔韧，是古代壮族人民生活中常用的材料，不仅用来做劳动工具、筷子、席子、武器（如弓箭等），还用它来织布，并称这种布为竹布。"竹，物之多筋者"，说明竹是富含纤维的物质；从肉是指筋属于肉体。骨节、肌肉、筋力合起来就能使人体产生运动。

从古人对筋的一些描述，并结合临床实践观察，经筋的实质应该包括周围神经。这是因为周围神经干和神经末梢循行分布于肌肉之中，再加之肌膜与神经外观相似，在当时的认识水平下，将其视为一体，作为筋进行描述，这是可以理解的。如杨上善在描述经筋的时候就说："以筋为阴阳气之所资，中无有空，不得通于阴阳之气上下往来。"研究发现："周围神经干颜色灰白，触之韧，行于肌肉之中，可能将此与肌肉的腔鞘相混淆，故统称为筋。"《灵枢·经筋》记载："手太阳之筋……结于肘内锐骨之后，弹之应小指之上。"这与刺激尺神经干的反应完全一致。对一部分经筋病变的研究，也表明了经筋同神经系统存在一定关系，如足阳明之筋，可发生口眼㖞斜，这明显与面神经相关。又如“左络于右，故伤左角，右足不用，命曰维筋相交”。说明古人已认识到一侧颅脑病变，可表现为侧肢体的功能异常，与现代对中风等病变的研究非常相似。

此外，人体的四肢肌肉大致以纵向排列，借助肌腱附着于关节，以其收缩而产生关节的运动，每一关节都是在肌肉的相互拮抗协调下完成其正常功能活动的，这体现了经筋的协调关系。根据经筋的走向分布，结合解剖学对肌肉系统的研究结果，经筋与人体浅层肌肉肌腱的分布起止和循行路线基本一致，两者在形态结构、生理功能及骨骼的关系方面，具有相同的特点和规律。所以，十二经筋的实质，就是肌肉系统的一部分功能。十二经筋是以十二经脉为纲，这就高度概括了与之密切相关的肌肉、肌腱、韧带、筋膜、神经等组织的体表分布方式和循行路线。

十二经筋的概念正是在广义之筋的基础上，说明筋肉按经脉进行归类所分成的十二部分，它体现了筋肉与经络的关系，以及其相对独立的功能，是十二经脉之气结聚三络于经筋肉间、相互关联的循行体系。十二经筋的主要作用是约束骨骼调控关节的屈伸活动，以保持人体正常的运动功能。经筋学的内容，扩展了“经络”的临床应用范围。

（二）经筋的特点

经筋是经络系统的重要组成部分，是对人体运动系统结构和功能的综合、概括。经气通过经筋、络脉散络于筋肉关节，使人体保持正常的形态和运动功能。经筋的特点主要表现在如下几个方面。

1. 起止点独特，伴同名经脉分布，不入脏腑

经筋的起点，皆起于四肢末端，结于关节，终于头身，呈向心性循行汇聚，伴同名经脉分布，与十二经脉的远体点基本一致。但是，经筋没有像十二经脉那样冠以脏腑之名，而是直接称之为足太阳经筋、足太阴经筋等；十二经筋皆起于四肢指、趾端，十二经筋的起点即同名经脉的起点或止点，循行于体表，不深入内脏，没有十二经脉那样与脏腑的“属”“络”关系，没有十二经脉那样“手足三阳，手走头而头走足；手足三阴，足走腹而胸走手”的循行规律，没有十二经脉那样始于肺手太阴之脉，终于肝足厥阴之脉，如环无端，周而复始，以次相传的流注顺序；也没有十二经脉那样手太阴肺经交接于手阳明大肠经，手阳明大肠经交接于足阳明胃经，足阳明胃经交接于足太阴脾经的阴阳表里两经，以及同名经脉的交接顺序。

经筋的止点，均止于头面、躯干及胸、腹腔；只有少数经筋止于一点，如手少阴经筋“下系于脐”，足少阴经筋“结于枕骨”，足厥阴经筋“结于阴器”；其他经筋止于多处，如足太阳经筋止于肩髃、舌本、鼻、烦、完谷等处。此外，经筋的止点与经脉的近体点也不尽一致，甚至有些是完全“离经叛道”的，如足少阴肾经行于内脏，止于舌本，其经筋则“循膂内夹脊，上至项，结于枕骨”。正是由于经筋分布的复杂性和多样性，扩大了经脉的主治范围，对经筋病的临床治疗具有良好的指导作用。如用足少阴肾经的涌泉、太溪穴治疗枕部疼痛，就能收到良好疗效。

2. 经筋分布

经筋呈较宽的立体分布，经筋间通过结、聚、交、合的方式发生联系：经筋主要循行于四肢、躯体和胸腹腔，而且经筋不是呈线状的分布，而是较宽的立体分布，如果说经脉循行是以线的概念走行的话，那么经筋就是以一较宽的主体面与经脉相伴行，而且补充了十二经脉未至之处。再者，经筋的止点不同于起点，用"点"的概念已不能完全概括，因不少止点呈"条""束""片"状，如足太阴经筋"其内者着于脊"，附着于脊柱上，呈条束状；手厥阴经筋"散胸中，结于贲"，止于膈部，呈片（面）状。此外，经筋之间在人体特定部位结、聚而发生联系，以加强彼此间的协同作用，如足三阳、手阳明之筋皆结于頄部，足三阴、阳明之筋皆聚于阴器，手三阴之筋结合于贲（膈部）。相邻经筋间还通过循行途中的相交、相合而发生联系，如足阳明之筋合少阳、太阳，手少阳之筋合手太阳，手少阴之筋交太阴。

3. "结"为经筋循行的基本特点

经筋在循行过程中，不断与邻近部位相"结"，这种"边行边结"的方式，使十二经脉之气不断散布于经筋所过之处的筋肉组织、关节骨骼。对"结"字含义的理解尚未统一。有人认为"结"为"结合"，指经筋的聚拢处，为肌腱所在。也有人认为，应从结构和功能两方面进行理解。首先，"结"不仅是经筋的聚拢之处，亦是经筋密布或散布之处，故"结"既可以是肌腱所在，亦可是肌束所在。如足少阳经筋"起于小指次指，上结于踝"，此处之"结"是肌腱所在处。但其"上走髀，前者结于伏兔之上"，则是指股四头肌束。其次，从功能的角度理解，"结"为经筋将十二经脉经气集中布散之处，多为关节、肌腱、肌束（群）所在，亦可是胸中、缺盆、贲等大的部位。只有这样，才能全面理解《灵枢》经筋"结"字之旨义。根据经筋循行部位、分布复杂程度等不同，其"结"亦有多寡之异。一般来说，阴经"结"处较少，阳经"结"处较多。正如张介宾所说："经筋连缀百骸，故维络周身，各有定位，虽经筋所行之部，多与经脉相同，然其所结所盛之处，则惟四肢溪谷之间为最，以筋会于节也。"

4. 经筋的分布规律与经筋病候特点

经筋的分布规律是手足三阳筋循行于躯体外背侧，多与肢体伸展运动有关，手足三阴筋循行于躯体内腹侧，同肢体的屈收活动相关，而且经筋之间主要是以所结进行联系，所结之处，多条经筋交结相通；经筋病候则主要责之于躯体和四肢筋肉病变。正常状态下，筋摸起来很柔和，不僵硬，不疼痛，但是如果出现了病变，比如僵硬或是痉挛，在医学上就叫做"筋结"，好比绳子打了结。经筋发生病变，既可以是导致一些疾病的病因，也可能是某些疾病产生后在十二经筋上的反应。比如双下肢酸冷无力的患者，一般在腹腔深部腰大肌及下肢内收肌群出现条索样筋结，压痛敏感。若从经筋的角度进行治疗，将打了结的绳子解开，疾病的症状就会得到缓解或痊愈。了解筋与经脉的生理结构和病理持点，识其共性，辨其个性，对于指导临床具有重要意义。

三、经筋的分类

依据经筋的形态和功用，经筋可分为大筋、小筋、宗筋、膜筋、维筋、膂筋。①大筋：人体粗大的筋肉，多分布于四肢胸背，它们共同构成经筋系统的主体，又称刚筋。②小筋：人体细小的筋肉，多为大筋之分支，其交错联络，多分布于胸腹头面，又称柔筋。③宗筋：为诸筋之汇，为刚劲有力之肌肉。亦指髋腹腰背之大筋，系腹直肌、髂腰肌、竖脊肌之类。尚有宗筋为前阴之说。④膜筋：为片状的肌肉，或指包绕于肌肉外层的筋膜，亦指肌膜。⑤维筋：维系筋的络脉，指网络之筋。⑥膂筋：是指脊柱两旁的肌肉，相当于竖脊肌等。

第二节　壮医经筋学的起源与发展

据考证，经筋理论初步形成于战国至秦汉时期。《阴阳十一脉灸经》《足臂十一脉灸经》首次提出"筋"的概念，但关于经筋的系统记载，最早见于《黄帝内经》。

《灵枢·经筋》不仅论述了"十二经筋"在机体循行的部位和途径，而且描述了经筋的生理病理变化及证候特征，提出"以痛为腧"的诊疗原则和"燔针劫刺"的治疗方法。此外，《灵枢·经别》及《素问·皮部论》等亦阐述了经筋学的结构内容，成为我国经筋学科的学术鼻祖。

从文献记载来看，《灵枢·经筋》首次记载"经筋"。晋代皇甫谧所著《针灸甲乙经》，全面介绍了经筋的循行和病候，其内容与《灵枢》基本一致；隋代巢元方撰著的《诸病源候论》曾有"伤绝经筋，荣卫不得循行"的记载；金代成无己《伤寒明理论》和唐代王焘《外台秘要》对经筋病候也有阐述，但深入研究的较少。明清时期，对经筋的认识和治法有所发展，如明代张景岳在《类经》中提到了"十二经筋刺法"，李中梓在《病机沙篆》中亦有"经筋所过，皆能为痛"的描述。经筋的主干或分支有病，会出现转筋、肿痛、痉挛、脊反折、项筋急、肩不举、颈项不可左右摇、腰背不能俯仰、卒口僻、目不合等，并对筋病诊治进行了指导性论述。在治法上，如"治从燔针劫刺，以知为数，以痛为腧"。吴谦在《医宗金鉴·正骨心法要旨》中指出"十二经筋之罗列序属，又各不同，故必素知其体相，识其部位，一旦临证，机触于外，巧生于内，手随心转，法从手出"，对经筋手法的原则进行了高度概括。清代以来，又有《易筋经图说》《金图易筋经》问世，为气功医学提供了新的经筋理论，即力求通过改变或改善人体筋与经的状态，达到筋壮者强、筋舒者长、筋劲者刚、筋和者康的理想功效。但是，由于《黄帝内经》在叙述十二经筋生理、病理、治法时，没有十二经脉那样标有治疗腧穴，在取穴上只简单提到"以痛为腧"，在治法上也只简单提到"燔针劫刺"，故后人多熟悉经脉而疏远经筋，在相关的《中医基础理论》及《针灸学》教材中，十二经筋的内容非常少，经筋学派只有少数流传于民间。

近30年来，长期湮没在民间的经筋疗法又获得了新生，如李佩弦《易筋经》、黄绍滨《灵枢易筋经点穴推拿疗法》及葛长海《捏筋拍打疗法》相继出版，经筋疗法又得以继承和发扬。最具代表性的经筋专著首推壮医专家黄敬伟编著的《经筋疗法》，该书全面而系统地阐述了经筋病候的生理、病因、病理、诊断、治疗等，是一本比较全面的经筋临床专著。从20世纪90年代开始，黄敬伟教授将自己独创的"壮医经筋疗法"运用于临床并进行理论挖掘和研究，发现人体经筋系统由于动态活动产生生物力学作用，使人体内潜伏着大量"筋性致病因"，即筋结病灶，是各种疑难病症的重要致病因素之一。在取穴上，他采用壮医民间独特的摸结诊病方法，根据筋病筋结形成、横络盛加、阻塞三道两路的机理，顺藤摸瓜，顺筋摸结，以痛为腧，找到病因、病位。治法上，采用经筋手法、经筋针法、拔火罐为主，配合壮药内服外洗，壮医刮痧排毒，小针刀治疗，具有简、便、验、廉、捷的特色与优势。

此外，韦坚、韦贵康编著《经筋疗法》，重点介绍了各种筋病的手法治疗。薛立功从研究筋痹入手，对经筋理论进行了深入探讨和发挥，创立长圆针疗法，并出版《中国经筋学》专著，为治疗筋痹、痛症提供了一种新的针法。韦英才编著《实用壮医筋病学》，首次提出肌肉解利生理学、横络盛加病因学、因结致痛病理学、摸结定位诊断学、松筋解结治疗学、拉筋排毒养生学六个经筋学术观点，并有效地指导临床。总之，近年来，"经筋"这一古老而神奇的宝藏，越来越受到学者们的重视，并得到系统的发掘、整理、研究和提高。

从考古学来看，壮族先民自古就居住在山险林密、猛兽出没的西南丘陵地区，在"筚路蓝缕，以启山林"的环境中进行生产生活的先民，跌碰损伤、野兽搏伤时常发生。其中包括了大量的外伤性伤筋及骨折，新石器时期的桂林甑皮岩人骨骼化石中，就有许多带有外伤骨折的病理特征。由于生存和止痛的需要，壮族先民很早就会用手触摸结、手法松筋和针灸药物来防治筋骨病。

据考证，壮族先民最早对穴位的认识，来源于"顺藤摸瓜，顺筋摸结"的生产实践和医疗总结。壮医称穴位为"筋结病灶"。壮医学认为，穴位是龙路、火路网络在人体体表的网结或反应点，壮医的捏筋术、绞筋术、拍筋术、揉筋术、拿筋术及灯心草灸、针刺、针调、药罐、放血等外治法，都施术于一定穴位而起作用。壮族民间医生对穴位的认识具有悠久的历史，但由于壮族没有文字记载，许多"壮医穴位"的记载散落于历代书籍中，如宋周去非《岭外代答》记载了壮族先民挑草子，在上下唇、头额、足后横缝中取穴的方法。中华民国《恭城县志》《宁明州志》记载了壮族先民以穴位刺血救治中暑的经验。黄谨明等主编的《壮医药线点灸疗法》，记载壮医用穴有三个方面，一为壮医经验穴，二为中医穴位，三为与中医穴位定位相同，但主治病症不同。

近30年来，广西在壮族医药普查中，收集到不少记载有壮医穴位的民间手抄本，收集到有名称的壮医穴位近百个，还有相当部分的壮医穴位，只有穴位图，没有名称，也没有定位的文字说明。主要手抄本有：①《童人仔灸疗图》（马山）。附穴位图150多幅，均无穴位名称、文字说明和穴位定位，未说明如何取穴、配穴，无具体的操作规范及注意事项。②《祖传风针密穴集图》（象州）。23个病症的正面和背面穴位图共46幅，绝大部分只有图示，无穴名及定位说明，无应用说明。③《痧症针方图解》（德保）。附90多种病症、150多幅挑针用穴图，有简单的定位说明。④《壮医针灸图》（大新）。附治疗内外妇儿各科疾病穴位图136幅，均为仅有图示，无文字说明。⑤《壮医针挑疗法》（黄贤忠）。介绍了针挑治疗各科疾病的挑点。⑥《壮医掌针疗法》（覃保霖）。附掌针穴位共88个，其中，分布于掌面者44穴，掌背者44穴。总之，由于历史原因，壮医对穴位的记载比较零散，认识也比较粗浅。但壮医这种古老的"以结为腧"的"顺筋摸结方法"，对于今天筋病临床摸结诊断和解结治疗仍具有较高的指导意义。

在针法方面，壮族先民较早发明针具，创导针疗。据古籍记载，"微针"是出自南方壮族先民越人之手，先于九针的一种细型少刺针具。"微针"一词首载于《黄帝内经》。《素问·异法方宜论》曰："南方者，天地所长养，阳之盛处也。其地下，水土弱，雾露之所聚也。其民嗜酸而食胕。故其民皆致理而赤色，其病挛痹，其治宜微针，故九针者亦从南方来。"历代医家对《黄帝内经》所倡导的南方多"其病挛痹"的筋肉病，治宜微针，故九针亦从南方来之观点，多予重视、推崇，历代发挥论者不乏其人，其中以张志聪描绘最详，他明确指出此针浅刺主要用于治疗筋病。他说："南方之气，浮长于外，故宜微针以刺皮……微针者，其锋微细，浅刺之针也。"（《古今图书集成医部全录·卷七》）以张志聪的说法进行考察对照，广西武鸣出土的西周末年青铜针和广西贵县出土的西汉初期银针，当属"微针"之列。这说明壮族先民运用微针治疗筋病的历史悠久。

在药物方面，壮族先民运用壮药治筋病，内服外用。据考证，秦汉时，壮医已用肉桂、肉桂酒等药方治疗筋骨病。晋代，筋骨方药治疗知识又增加不少，如记载有许多岭南壮医药经验的《肘后备急方》，收录的壮医伤筋骨折药就有滑石、桂心、越布灰、樟根等10多种，它们分别组成了外敷内服单方。唐宋时期，壮医治筋疗骨药物疗法内容更加充实，据《新修本草》《证类本草》所载，有关药物计有自然铜、无名异、骨碎补、苏木、石斛、肉桂、郁金、莪术、槟榔、石药、熏陆香、蛤蚧、山龟、龙眼肉等30多种；其他单方应用水煎、酒煮，或酒渍、榨汁、炙熟、煮羹等多种内服法；还有生捣外敷、水煮外洗、醋摩外搽、加热外摩等数种外治法。由这些药物组成的一些壮医复验方，如今天壮医仍在沿用的槟榔散、接骨草方、自然铜、无名异等，也在《仙授理伤续断秘方》《太平圣惠方》中得到传承与发挥。明清时期，在文化的交流促进和自身的深入挖掘中，壮族先民对治疗伤筋骨折相关方药的积累达到了一个高峰。据1513年林富修《广西通志》所载进行统计，涉及壮医跌打伤筋骨折的治疗药达90种以上，其中既有中药的续断等药物，也有接骨草、万枪草、都果、金不换、山羊血、田七、千年健、山獭骨、马熊胆等特色壮药。类似龙眼核末方，肉桂狗头牡蛎糯米接骨散，苏木、千年健、过江龙、田七、寻骨风所组成的酒医跌打接骨末药方等诸多古壮医单验方，被《普济方》《跌打妙方》《验方新编》等书籍收载的，比唐宋时期多数倍，在对症治疗的范围上也已经完备，运用方法也富有民族特色。如壮族先民运用最早最多的肉桂、三七和益母草等，今天证实具温通经脉、行气化瘀、消肿止痛等作用。

在方剂方面，壮族先民也积累了不少治筋疗骨的秘方、验方。据统计，中华民国时期，壮族地区各类地方志中所载的治筋疗骨药达150种以上，除了前面所述之外，还增加了叠加草、仙桃草、打不死、血鸡、万太丝、蟊虫等90种新发掘的地方药，并对南星、杜仲等外来药大量吸收运用，在内容数量与结构上都有了发展。中华人民共和国成立后发展更快，仅就《广西本草选编》一书，就有469种治筋疗骨药，其中大部分为壮医植物药。一些动物药，如三角、斑鱼等都是从《广西药用动物》等书籍中整理出来的。方剂大量涌现，其中壮医治筋疗骨系列方，如三兜蜡别影（壮音，汉译骨折八味散），也被整理载入有关药典。在方药内容基础构成发展的同时，挖掘整理、研究也蓬勃地开展起来，推动了壮医治筋疗骨药物疗法的前进深度与广度。如韦炳智在《民间医药秘诀》中，整理研究和阐发了壮族民间外伤性伤筋、骨折和与他病合用药的系列问题；张超良的《广西少数民族常见病便方选》整理研究了壮医血肉有情之品的配伍，用以治疗系列病症的问题；《广西中药资源名录》编写组对壮医伤折药等进行了现代分类鉴别；《中国民族药志》编写组研究记录了壮族与其他民族同药异用的情况。此外，还有不少壮药产品，如正骨水、云香精、肿痛灵、云南白药喷剂、武打将军酒等都已形成产业，广泛应用于筋骨病的治疗。以上均表明，壮医筋骨病的药物疗法已取得了长足进步。

总之，以古典十二经筋学为核心的壮医经筋疗法，经过了千百年发展之后，基于临床经验，不断积累及吸收西医学的研究成果，经筋理论体系内容得到了不断充实与完善，成为中医、西医、民族医学相结合的重要纽带。这种结合研究，为继承和弘扬我国传统医学外治疗法提供了新的研究角度，对推动传统医学外治技术的标准化、规范化、现代化，对传统医学外治技术的推广应用和创新发展，都将产生深远影响。

第三节　经筋与人体各组织之间的关系

经筋，实质是"筋肉系统"的简称，包括了机体的皮层、肌性组织、网状结缔组织、脏腑膜原、关节囊、韧带、骨膜、脂垫、部分神经末梢结构、淋巴组织等所有软组织系列的复合体。经筋与人体各部位的关系主要有如下六个方面。

（一）经筋与骨骼的关系

人体有 206 块骨头，除了半关节由软骨进行联结之外，全身 187 个关节（一般的关节称为滑膜关节）都是由筋性组织联结。《素问·五脏生成》云："诸筋者皆属于节。"说明骨间形成的关节之联结，主要依赖于筋性组织，亦说明筋与骨关系密切。壮医经筋学说认为，人体以骨骼为支架，以筋肉为联结，共同构成机体的形态，起到内安"五脏六腑"，外联节肢，维护机体的整体统一及运动功能。

（二）经筋与脏腑的关系

经筋与五脏六腑关系密切，主要体现为相互依存关系，并在依存关系统一的基础上，为维护机体正常生理功能活动发挥作用。经筋与脏腑的统一，是构成全身整体功能平衡的重要环节。

人身筋肉连缀百骸，系结肢节，使骨骼形成支架，定体身行，内安脏腑。壮医学认为，气血骨肉是构成人体的生命基础，气血精神对生命具有决定性作用，这恰如《灵枢·本脏》所说："人之血气精神者，所以奉生而周于性命者也。"气血精神皆来源于脏腑，脏腑所处的环境是否安宁，则依赖于筋肉系结骨属构造的机体，故《灵枢·五变》说："人之有常病也，亦因其骨节、皮肤、腠理之不坚固者，邪之所舍也，故常为病也。"由此可知，脏腑的功能状况，同筋肉有着密切的联系。

（三）经筋与气血精津的关系

气血精津是机体的重要物质成分，与筋肉关系密切。气血精津对机体的生长发育、筋骨强壮、抗病力强弱等起着决定性作用。

"卫气"是肺气所主的一种"卫外之气"，其于体表"营周不休"，成为机体皮部、腠理的"固外藩篱"，与经筋关系密切。

经筋与营血。营者，乃血之前体，对经筋具有濡灌滋养作用。若筋失营血所养，则弛而缓也。

经筋与津液。人体之津与液，其来源于饮食水谷，经过脾胃之腐热、肺之输布，转化为汗、吹、唾、泣、溺、膜原之液等。津液有三个特点：一是输入来源为持续不断；二是津液输布遍于全身；三是津液闭塞不行，则形成水胀为患，充溢肌肤，筋肉受累，经筋失养，百病始生。调经、理筋治疗对津液的改变具有很大的促进作用，故经筋与津液也有密切联系。

（四）经筋与根结的关系

经筋之根，位于四肢末梢的特定部位，与针灸理论所述的井穴是相重合的；经筋之结，则是经气归结的特定位置，位于头面胸腹。经筋之根与结的关系，综合反映了经络的多功能作用。如井穴为根源，是各经筋从起点到止点，交会穴为根结之所在。

NOTE

（五）经筋与形志的关系

所谓形者，是指人的形体。志，乃人的情志，即精神意识及思维活动。由于经筋构成形体之网络，故经筋与形志的关系，实际是人的形体与思维之间的关系。了解形志关系，对于运用经筋疗法治疗脏腑及功能性疾病具有重要价值和意义。

形志关系问题，早在《黄帝内经》中已有叙述。《素问·宣明五气》载有："久视伤血，久卧伤气，久坐伤肉，久立伤骨，久行伤筋，是谓五劳所伤。"形体不仅具有保护五脏六腑的作用，而且对机体的意识思维活动具有调节功能。人的正常情志活动有利于机体健康；如果太过或不及，不仅有损于情志本身，而且有损于脏腑与筋肉，导致发生病痛。

（六）经筋与经脉的关系

经筋与经脉关系密切，二者应该是同属经络学说的两个相辅相成而又相对独立的组成部分。经筋与经脉同源共流，互并为系，相伴循行，构成经络系统的主干线，经筋为经脉的"着床"提供载体，而经脉又为经筋的"活动"提供气血保障，两者在生理上相互依存，在病理上相互影响。

经筋与经脉的循行分布基本相同，其外行部分与十二经脉分布基本一致，即经脉循行路径周围的筋肉，多属本经经筋所辖范围。虽也有循行至经脉未及之处者，如足太阳之筋"其支者，入腋下，上出缺盆"；也有个别经筋循行分布不及于经脉的，例如，足厥阴之筋循行仅终止于"阴器"，但绝大部分是一致的。从一定意义上说，经筋补充和延伸了十二经脉在体表分布循行及功能上的不足（表1-1）。

表1-1　经筋与经脉区别

名称	作用	分布	脏腑	病候	取穴	治则	治法	针法
经脉	运行气血	顺逆流注	属络脏腑	虚证实证	辨经取穴	以通为用	通经活络	补虚泻实
经筋	连属骨节	起结聚布	不入脏腑	寒证热证	以痛为腧	以松为用	松筋解结	燔针劫刺

第四节　壮医"四维相代"学说

壮医学认为，人体分为天、地、人三部，地气主升，天气主降，人气主和；人的形体是一个呈扁圆形的立体结构形态，上为天，下为地，中为人，人体有四个面：前后面和左右侧面，即壮医经筋所说的"四维"；在临床中，如果因某一局部肌筋受损，由于机体的"制痛"反应，无论是"自然性制痛"反应，或"强制性制痛"反应，不仅发生在一个侧面，而且是四个侧面均有累及，即四维象累及，壮医称为"四维象"，这种四维象就是壮医经筋学所说的"四维相代"学说。

壮医"四维相代"具有如下特点：①机体所相代的肌筋生理"制痛"反应，可转化为病理性过程，即发生继发性经筋病症。②肌筋的"自然性制痛"反应，具有一定的隐蔽性，往往不易被察觉，常常成为临床医学的漏诊、误诊区，在临证时必须仔细查清经筋的原发病灶点。③肌筋的"强制性制痛"反应，在机体整体表现方面，具有一个明显的特点：即上体向下倾缩，下体向上抬举的倾向，出现非正常体态表现的特点。从肢体而论，则前后、左右四维，易于发生"拮抗"性的继发性肌筋损伤。④"四维相代"的原发性"病灶"，往往与连锁反应的"结灶"并存，可发生互为因果的牵制性作用。正确理解和掌握"四维相代"原发与继发性疾病的病理机制，在临床中运用治标与治本相结合的经筋联合施治方法，可以收到较好的临床疗效。⑤"四维相代"失衡发生的经筋病变，具有多维性的特点，即躯体、肢体的经筋损伤，前后及左右四个方面的病变同时并存。

在经筋查灶及消灶过程中，必须树立四维观念，整体诊察病情，将隐藏的病变与明显的临床表现证候——细查，全盘检出；再以"多维系列解锁"疗法进行整体和全面调治。

第五节　经筋"节交会"学说

经脉是经筋的供体，只有经脉的"节交会"正常，经筋才得以供养。所谓经脉"节交会"，是指以经脉系统运输血气，自脏腑至组织器官之间，设有级次的"交与接""供与泄"的特殊装置，它与俗称之"肢节"含义不同。《灵枢·九针十二原》云："节之交，三百六十五会，知其要者，一言而终，不知其要，流散无穷。所言节者，神气所游行出入也，非皮肉筋骨也。"由此可知，"节交"系对于机体经脉系统和功能调控方式的表达。经脉"节交会"，是经脉分有层次、级次的调控装置，从脏腑与经脉的接通伊始，至经脉的主要干线共有二十八会。《灵枢·玉版》云："胃之所出气血者，经隧也。经隧者，五脏六腑之大络也……经脉二十八会，尽有周纪。"所谓二十八经隧与五脏六腑之"大络"，便是经脉"节交会"的一级调控装置。经脉"节交会"的二级结构装置，即经脉、经筋各所别出的十五络脉及十二经别之衔接部位。《素问·气穴》云："孙络三百六十五穴会，亦以应一岁。"是络脉之交会所在，属"节交会"的第三级装置。"节交会"的第四级装置，是孙络与皮肉之间的交会。《素问·气穴》云："肉之大会为溪，肉之小会为谷。分肉之间，溪谷之会，以行营卫，以行大气……溪谷三百六十五穴会，亦应一岁。"自脏腑与经脉接通口延至筋肉之溪谷，经脉的"节交"调控分设四个级次。经脉渗灌至五官、空窍等脏器，亦属第四级的"节交会"活动。例如，《灵枢·邪气脏腑病形》云："十二经脉，三百六十五络，其血气皆上于面而走空窍，其精阳气上走于目而为睛，其别气走于耳而为听，其宗气上出于鼻而为臭，其浊气出于胃，走唇舌而为味。"便是"节交"的四级装置概况。

经脉"节交会"调控的生理作用，是将五脏六腑"藏精化物"所形成之气血精微，输送至周身。《灵枢·邪客》云："五谷入于胃也，其糟粕、津液、宗气，分为三隧。故宗气积于胸中，出于喉咙，以贯心脉，而行呼吸焉。营气者，泌其津液，注之于脉，化以为血，以营四末，内注五脏六腑，以应刻数焉。卫气者，出其悍气之慓疾，而先行于四末分肉皮肤之间，而不休者也。昼日行于阳，夜行于阴，常从足少阴之分间行于五脏六腑。"营卫气血之运行，一方面，将精微输入渗灌于需求的肌肉组织，行使"供给"之效益；另一方面，将肌肉组织代谢之废物糟粕运走，完成会而"交接"之效应。"供与求"和"交与接"，合称为"交会节"。经脉"节交会"的调控，是机体"吐故纳新"生理活动的重要方式；其主要作用是维持机体肌肉的各种活动顺利进行，以保持机体的内环境，并调节内环境与外环境的动态平衡。

经脉的"节交会"，是水谷入胃化生营卫的重要成分，它星罗棋布地分布于全身，起着"开阖""枢转"的调控作用，其功能状况如何，直接影响到营卫气血的运行与渗灌。《灵枢·动输》云："夫十二经脉者，皆络三百六十五节，节有病，必被经脉……行阴阳俱静俱动，若引绳相倾者病。"经脉之营卫，昼行于阳经，夜行于阴经。无论遇到机体之亏虚，或外邪之侵袭，均可导致调控失灵而形成病变。《素问·调经论》曰："人有精气津液，四肢九窍，五脏十六部，三百六十五节，乃生百病……五脏之道，皆出于经隧，以行血行气，血气不和，百病乃变化而生，是故守经隧焉。"《灵枢·百病始生》云："卒然外中于寒，若内伤于忧怒，则气上逆，气上逆则六输不通，温气不行，凝血蕴里而不散，津液涩渗，著而不去，而积皆成矣。"从列举的经文论述中明确，"守经隧"是经脉"节交会"调控的关键；否则，经脉"节交"调控，内外之因相加，导致"百病乃生"。"节交"病变的机转，初期是气之滞引发血之涩，继而进入中期的气阻血凝，导致脉道不通，相输之各级"节交"失控，趋向病变难解的"血气离居"或"血与气并"；经脉阻竭，筋脉同累，筋失所养，聚结乃成，坚而不散，堵塞一点，牵连一片，病变演进，不可胜数。经脉"节交会"失控可发生的病症很多，由于"筋与脉并为系"，脉病可导致筋病。《灵枢·小针解》曰："皮肉筋脉各有所处者，言经络各有所主也。"这就是说，皮、肉、筋、脉各有于机体中所处部位、经络，分别以支脉、络脉、孙络对所支配的部位进行渗灌濡养；然而，经脉不是悬空无联之物，它同皮肉筋带紧密联结，网状交织，形成皮脉、肌脉、筋脉不可分割的关系，相依而存。经脉发生了病症，证候的表现施治场所，皆为皮肉筋肌之所在，即经络"各有所主也"之谓。此外，经脉"节交会"调控失衡，是导致经筋病"筋结"形成的重要因素，前已述及，在内外致因的作用下，经脉"节交会"调控从生理状态变为调控失灵，营卫阻滞，脉道挛缩，血气停滞，首先发生的部位，是"节交会"之各级交会处；随着病势的发展，瘀积形成，脉道闭塞，聚结乃成，筋脉同累，皮、肉、筋、肌、膜系病变发生，统称为"筋肉病症"之病理性"筋结"。《灵枢·阴阳二十五人》曰："切循其经络之凝涩，结而不通者，此于身皆为痛痹，甚则不行，故凝涩。凝涩者，致气以温之，血和乃止。"经文所述之"结而不通，于身为痛痹"，临床以经筋之证候出现，称为病理性"筋结"。经筋病理性"筋结"，对临床诊疗具有特殊意义：其一，可按经脉切循，查到阳性筋结体征，即穴位与筋结同在。其二，针对"筋结"施治，可以直通经脉，治疗目标明确，疗效卓著，具有特殊内涵。

经脉"节交会"凝涩瘀阻，导致的经筋病症，一般好发于局部，成为点性"筋结"，但因"节交会"的调控失职，"宗气"上输下达之正常路径受阻，病变蔓延，由点发展为线性病症，如足悗症。《灵枢·刺节真邪》云："宗气留于海，其下者注于气街，其上者走于息道。故厥在于足，宗气不下，脉中之血，凝而留止。"《灵枢·百病始生》云："厥气生足悗，悗生胫寒，胫寒则血脉凝涩。"足悗症临床常表现为足太阳经筋的病症，属经筋线性的常见病变之一。此外，经脉"节交会"涩滞可形成区域性的痹痛痼疾，经脉"节交会"营卫涩滞停留于某一区域，特别是某些筋膜比较集结、弦紧度较大的部位，例如，颞筋区、眶膈筋区等，由于涩滞导致筋脉失养，加上弦紧的张力牵拉，病变消散迟缓，久而成为痼疾；病情表现反复，遇寒则发，头痛偏于一侧，尚可导致眩晕出现，成为"筋性眩晕症"。切循可见"筋结"数目较多，运用"微火针"疗法疗效显著。

经脉"节交会"表里关系的调控失衡，可能是"皮肤-内脏"病理互相感应之通道。脏器疾病致皮肤某些部位出现过敏区。从胚胎学看，日本川枝直义教授提出的"内脏-体壁"学说与之相似。从经筋学看，由于经筋不直入内脏，当肌筋受邪致病，特别是寒湿之邪侵袭，致筋脉收引，湿邪阻滞经络，寒湿侵袭，经络挛缩，气血阻涩，肌筋疼痛，剧烈难忍。疼痛部位同脏器位置呈重叠关系，真假混淆。通过检查经筋阳性"筋结"，以松筋消结，病痛即解。如筋性类肝胆综合征、筋性类胃痛、筋性类冠心病、筋性类肾绞痛、筋性梅核气等。从临床上，揭示机体表层筋肉之"筋结"症状，可以发生类似实质脏器病症，表明十二经筋"皮肤－内脏"感应关系值得进一步研究。

第六节　壮医经筋"气街"学说

（一）壮医"气街"的定义

壮医"气街"是指机体嘘勒（气血）运转的枢纽，其功能是对所管辖的区域进行分节段性调控。

"气街"见于《黄帝内经》，壮医经筋"气街"学说的形成受《黄帝内经》所论述的"气街"影响，但研究方向及研究对象，与《黄帝内经》所述的"气街"有所不同。

《黄帝内经》关于气街的论述，主要见于《灵枢·卫气》和《灵枢·动输》。在《灵枢·卫气》中，关于气街的解释有三：一是头、胸、腹、胫四气街，如"请言气街，胸气有街，腹气有街，头气有街，胫气有街"；二是足阳明经气街穴，如"气在胫者，止之于气街，与承山踝上以下"；三是六腑之气街，如"知六腑之气街者，能知解结契绍于门户"。在《灵枢·动输》中，关于气街的论述，则主要是对四气街的功能进行阐释，如"夫四末阴阳之会者，此气之大络也。四街者，气之径路也。故络绝则径通，四末解则气从合，相输如环"。

从《灵枢·动输》关于"气街"的记载，"气街"的定义包括三个方面：第一，"气街"之"气"，指的不是邪气，也不是脏腑之气，而是营卫之气。这种营卫之气可以"内干五脏"，即可以滋润温养五脏六腑，与脏腑之气有关，但它又与脏腑之气不同，既不属于脏也不属于腑。第二，营卫之气的运行是循经脉内外而环周运行，不仅仅在脏腑之间通行；它不同于脏与脏、腑与腑，以及脏与腑之间因有经络联系而存在的气血通行。第三，气街不是一个生理概念，而是一个病理生理概念，在正常生理状态下，营卫之气"内干五脏，而外络肢节"，循十二经流注次序运行，即在手部循手三阴经交通于手三阳经，在头部循手三阳经交通于足三阳经，在足部循足三阳经交通于足三阴经，在胸腹部循足三阴经交通于手三阴经。然而，在"其脉阴阳之道，相输之会，行相失也"的病理状态下，"络绝则径通"，从而在头、胸、腹、胫部开通气街－气行路径，以维持营卫之气环周运行。这种在营卫之气运行于四肢末端受阻的病理状态下开通的代偿性经气通路，显然与脏腑并无明显关系，只是维持营卫的环周运行，发挥营卫"内干五脏，而外络肢节"的作用。

（二）"气街"对机体节段生理调控作用

依据壮医天地人三气同步理论，从人体来看，由于人体纵轴长而横径短，"气"从天部的"巧坞"运行至地部的足底，运行路径较长，在运行的过程中需要分为节段加以调理控制，才能保证畅通无阻地到达目的地，就好像远途输送电流，需要安装变电站一样，这个"气"的道路枢纽调节中心，就称为"气街"。

《灵枢·动输》说："四街者，气之径路也。"《灵枢·卫气》说："胸有气街，腹有气街，头有气街，胫有气街。"《素问·痿论》亦说："阴阳总宗筋之会，会于气街。"由此可知，气街的枢纽有四个：即头气街、胸气街、腹气街及胫气街。人体分为四个"气街"进行生理性节段调控。

"气街"的生理性节段调控，可以认为是机体"节交会"生理调控基础上的晋级调控，其"气"的调控量、牵涉面和范围等都更大更广。

"气街"的调控具有以下生理功能：①纵贯性的"气调控"。即气向胸腹、胫臀，直至足底趾末梢的枢纽调控功能，是机体整体性气调控反应之叙述。②横贯性的调控功能。分为头颈、胸腹、胫臀的节段性前后关系的调控，以背部调控心腹为主要形式，故有"背心相引""腰腹相引"等反应联系。《素问·气穴》云："背胸邪系阴阳左右，如此其病前后痛涩……背与心相控而痛，所治天突与十椎及上纪下纪，上纪者胃脘也。"③侧支循环代偿功能。当肢末气运受到阻闭时，"气街"具有侧支循行的代偿功能作用，故《灵枢·运输》把侧支循行代偿功能称为"络绝径（气街）"的调节。

（三）机体"气街"节段调控失衡

机体"气街"节段调控失衡，发生复杂的经筋病症：由于"气街"的气体枢转，其功能失衡，临床上产生以经筋挛缩疼痛为表现形式的复杂气病，临床称为"气痛"。①头"气街"调控失衡，发生脑转耳鸣，眩晕，目无所见，懈怠安卧等。《灵枢·海论》云："脑为髓之海，其输上在于其盖，下在风府。"故治疗头"气街"病症，当取头盖及风府穴等。②胸"气街"调控失衡，胸膺与背部发生"背心相控而痛"等病症，止之于胸及背腧。③腹"气街"调控失衡，与背部及"冲脉"发生联系，止之于背部脏腑的腧穴及"冲脉"脐部左右。④胫"气街"调控失衡，与腹气街及小腿气的枢转有关，例如，足悗症使胫气街调控失衡的病症，止之于腹气街及承山踝上以下。

第二章 经筋生理功能及经筋病因病机

第一节 经筋的生理功能

经筋是人体运动力之源，是人体形体之象，其内络脏腑，外应天序，连缀百骸，周络全身。筋与脉并为系，筋为脉之载体，脉为筋之供体。筋强者壮，筋舒者长，筋劲者刚，筋和者康。肌肉解利是经筋的生理状态。"解"就是松软，"利"就是柔顺，即肌筋松软柔顺之意。

经筋的主要功能是主持全身运动及保护脏腑，并有联结各骨节、维络周身之作用。肌肉的弛张，以完成躯体的屈伸运动，保持人体活动的协调稳定。《素问·厥论》云："前阴者，宗筋之所聚。"《素问·痿论》云："宗筋主束骨而利机关也。"说明前阴的功能与经筋的功能相关。

（一）连缀百骸

人体共有206块骨头，187个关节（包括动、微动和不动关节），647块肌肉。骨间形成的关节之联结，主要依赖于筋性组织，《素问·五脏生成》云："诸筋者皆属于节。"《灵枢·经脉》云："筋为刚，肉为墙。"形象地说明了筋、肉的生理作用。筋附着、连属于骨节，筋力坚韧，能约束、连缀骨骼和肌肉，使躯体保持一定的位置和形态，全身关节的运动滑利，主要是依靠筋的连属作用。在生理结构上，经筋与人体肌肉、肌腱、神经的分布、起点和走行基本一致，两者在形态结构、生理功能及与骨骼的联系方面，具有相关特点和规律。总之，人体以骨骼为支架，以筋肉为联结，以神经为通路，以大脑为指挥，共同完成人体的整体"趋翔"作用。

（二）主司关节

《素问·痿论》云："宗筋主束骨而利机关也。"所谓束骨，即是将两块或多块骨约束成一体之意。此外，还可理解为约束骨骼的活动度之意。在《类经》亦有类似记载："筋力坚强，所以连属关节。"这种连属关节的作用，就是经筋的基本功能；而骨与骨之间的连接处就是关节，关节的形成有赖于经筋的连接。经筋除了对上述相对稳定的关节有较强的约束功能之外，也附着于活动度相对较大的四肢骨骼关节。人体的各种运动，肢体的内收、外展活动均有其限度，而这个限度是由筋来决定的。

经筋既"皆属于节"，又可以"利机关"，主司关节的各种运动。然而，"利机关"则更指出了经筋正常的活动功能，有助于关节运转活动的有序和流利；机关，即关节，关节是人体肢体曲折旋转之处，但其运转要依靠经筋的肌肉牵拉才能实现，故肌肉的收缩是关节活动的动力。经筋是人体动力的主要来源，亦是出自于对"筋为刚，肉为墙"（《灵枢·经脉》）的理解，"筋"是力量的源泉，"肉"则代表一种质量而非力量。这在《医学入门》中得以证实："人身运动，皆筋力所为，肝养筋，故曰罢极之本。"

在运动功能方面，经筋弥补了十二经脉所不具备的作用。经筋虽隶属于十二经脉，却是另一类具有运动功能的循行系统。大多数经筋可由机体的"心脑"直接支配，具有产生主动性随意运动，从而带动机体活动的功能，这种运动会对经脉功能的发挥产生影响。经脉虽具有流注传递之顺序，周而复始，如环无端，但不能产生随意运动，故又有"经筋是经络的运动力学系统"之说。

（三）内安脏腑

脏腑是化生气血、通调经络、营养皮肉筋骨、维持人体生命活动的主要器官。脏与腑的功能各有不同。《素问·五脏别论》说："五脏者，藏精气而不泻也……六腑者，传化物而不藏。"脏的功能是化生和贮藏精气，腑的功能是腐熟水谷，传化糟粕，排泄水液。经筋虽不直接隶属于脏腑，但与内部脏腑之间有着密切的联系，如"肝主筋""肾主骨""脾主肌肉"等。肝藏血主筋，肝血充盈，筋得所养，活动自如；肝血不足，筋的功能就会发生障碍。肾主骨，藏精气，精生骨髓，骨髓充实，则骨骼坚强。脾主肌肉，人体的肌肉依赖脾胃化生气血以资濡养。这都说明，人体内脏尤其是肝、脾、肾，与筋骨气血关系密切。

具体而言，肝主筋。正如《素问·五脏生成》所云："肝之合筋也，其荣爪也。"《素问·六节藏象论》亦云："其华在爪，其充在筋。"这些条文都说明肝主筋，主关节运动。《素问·上古天真论》说："丈夫……七八肝气衰，筋不能动，天癸竭，精少，肾脏衰，形体皆极。"提出人到了50多岁，则进入衰老状态，表现为筋的运动不灵活，这是由于肝气衰、筋不能动所致。"肝主筋"，即全身筋肉的运动与肝有密切关系。肝血充盈才能养筋，筋得其所养，才能运动有力而灵活。

脾主肌肉、四肢。《素问·痿论》云："脾主身之肌肉。"《灵枢·本神》说："脾气虚则四肢不用。"全身的肌肉都要依靠脾胃所运化的水谷精微营养，一般人如果营养好则肌肉壮实，四肢活动有力，即使受伤也容易痊愈；反之，若肌肉瘦削，四肢疲惫，软弱无力，则伤后不易恢复。所以，调养筋肉要注意调理脾胃的功能。胃气强，则五脏俱盛，脾胃运化功能正常，则消化吸收功能旺盛，水谷精微得以生气化血，气血充足，输布全身，筋肉损伤也容易恢复。如果脾胃运化失常，则化源不足，无以滋养脏腑筋骨，故有"胃气一败，百药难施"的说法，这正是脾主肌肉、主四肢，四肢皆禀气于胃的道理。

肾主骨，主生髓。《灵枢·本神》说："肾藏精。"《素问·宣明五气》说："肾主骨。"《素问·六节藏象论》说："肾者……其充在骨。"《素问·阴阳应象大论》说："肾生骨髓……在体为骨。"都是说明肾主骨生髓，骨是支持人体的支架。骨的生长、发育、修复，均须依赖肾脏精气所提供的营养和推动。肝主筋，肝肾同源，筋骨同根，筋实则骨强，筋柔则骨顺。筋骨相连，骨折损伤必内动于肾，筋伤则内动于肝。若肾生养精髓不足，则无以养骨。肝血提供不充，血不足则无以荣筋，筋失滋养而影响筋骨修复。正如《灵枢·五变》云："人之有常病也，亦因其骨节皮肤腠理之不坚固者，邪之所舍也，故常为病也。"因此，脏腑功能之强弱与筋肉密切相关。

（四）承载经脉

经筋与经脉是构成人体经络系统的主要内容，两者在生理上相互作用，密不可分。经筋是经脉的载体，经脉是经筋的供体，经脉"着床"于经筋之中，以其运输之气血渗灌濡养五脏六腑和经筋、肢节；经筋以其"攀络系结"之特性，维络脏腑与经脉，两者相互依存，共并为系。正如《灵枢·经脉》云："人始生，先成精，精成而脑髓生，骨为干，脉为营，筋为刚，肉为墙，皮肤坚而毛发长。谷入于胃，脉道以通，血气乃行。"在生理上，筋与脉同行，经筋所属的"四关"（两肘及两膝以下），成为经脉气血出入流经的十二原部位，经脉之井、荥、输、经、合穴位，均分布于"四关"范围之内，充分体现了经筋与经脉的生理关系。

（五）传导信息

经筋的本义包含神经，十二经筋的循行走向与神经的分布和反射路径一致，十二经筋是大脑与肢体关节传导信息的网络通路，属于壮医"火路"范畴。在生理上，经筋行则信息通，经筋结则信息滞，故经筋受心脑支配，起到信息传导与反馈的双重作用。当人体的某一部分经筋有病变时，这个刺激就可沿着经筋线传导，使其发生相应的生理或病理变化，而这些变化，又可通过经筋反映于体表。

（六）外应天序

外应天序，指机体由皮部构成完整的人体表层结构，人体表层结构对内具有维护机体完整统一的作用，对外具有适应环境气候变化的调节作用，称之为"外应天序"，即调节内外环境的反应作用，这是机体存活的必要条件之一。肌筋的整体调节功能属于机体局部调节，其对于整体功能具有重要影响。例如，肌筋受到刺激后产生的强烈收缩，可导致筋脉气血的滞留或瘀积，产生的疼痛是不良性刺激。反之，肌筋的正常生理反应及收缩对机体可起到良性调节作用。

第二节　经筋病的病因病机

一、经筋病的病因

横络盛加是导致经筋疾病的主要病因。如《灵枢·刺节真邪》指出："一经上实下虚，而不通者，此必有横络盛加于经，令之不通，视而泻之，此所谓解结也。"此"横络"系肌内组织劳损后修复和再生过程产生的条索状物，常称"横结"，即筋结，壮医又称"病灶"。

横络的大小是经筋致病的标识。横络较小表示筋病较轻，横络较大表示筋病较重。

由于筋肉系统组织结构是一个庞大体系，具有结构复杂、功能多样、涉及面广、承受力大、容易损伤等特点，故经筋病为临床常见病和多发病。在临床上，导致经筋病的因素有慢性劳损、外力损伤、风寒侵袭、脏腑虚损、七情内伤、四维相代、节交失控、气街失稳等八个因素。

（一）慢性劳损

肌筋劳损包括静力损伤和外力损伤。静力损伤是指人体长时间地保持某种姿势而导致的肌筋劳损，它是导致经筋病的主要原因。如《素问·宣明五气》云："久视伤血，久卧伤气，久坐伤肉，久立伤骨，久行伤筋。"从生物力学来看，机体的空间活动离不开肌肉、筋膜、肌腱、韧带的参与。任何肢节、肌筋的活动，都受到活动度及方向性等因素制约，凡超越生理性负荷的活动，皆可导致肌筋膜带的损伤。在肌筋膜带的机体活动过程中，牵拉应力线"超阈限"

地作用于"应力点"时，便可导致"应力点"的损伤，而形成病理性筋结。由一个"筋结"牵涉到另一个"筋结"，由两个"筋结"形成一条"经筋线"，再由一条"经筋线"影响到多条"经筋线"，最后形成"点-线-面-多维"等经筋系列病变。从肌肉力学看，筋结的形成是主动肌长期非生理的收缩，超阈限作用于肌筋受力点，导致损伤性筋结的产生；筋结线的形成是主动肌附着的一端出现损伤性筋结时，在肌肉另一端附着点也常伴有轻重不等的损伤点，将两点相连，则成为一条筋结线。筋结面的形成则是由于肌体运动协同肌都居于主动肌两侧，故协同肌损伤的痛点多分布于主动肌受力线的两旁。将这些协同肌的筋结线与主动肌的筋结线相连，则形成一个"筋结面"。这就是静力劳损导致"点-线-面-多维"筋结的形成规律。

（二）外力损伤

外力因素，如挫、擦、扭、碰、撞、击等作用于机体筋肉，导致不同程度的肌筋受伤，临床上称"软组织损伤"。一般急性肌筋损伤导致的"瘀肿"，亦称"经筋软结"，经过治疗瘀肿可消。如果失治或治疗不当，可留下"瘀积"为患，即临床所表现的局部瘢痕、挛缩、粘连、堵塞。严重者，复感风寒，气血瘀滞，损筋削肉，损及筋骨或脏腑。

（三）风寒侵袭

外界异常的气候，称为"六淫"，即风、寒、暑、湿、燥、火，皆可成为致病的邪气；经筋病则以风、寒、湿三邪致病者最常见。风、寒、湿之邪往往相互为虐，方能成病。风为阳邪，开发腠理，又具穿透之力，寒借此力内犯，风又借寒凝之积，使邪附病位，而成伤人致病之基。湿邪借风邪的疏泄之力，寒邪的收引之能，入侵筋骨肌肉，风寒又借湿邪之性，黏着、胶固于肢体而不去。风、寒、湿病邪留注于肌肉、筋骨、关节，则造成经筋阻塞，气血运行不畅，肢体筋脉拘急、失养。但风寒湿病邪为患，各有侧重，风邪甚者，病邪流窜，病变游走不定；寒邪甚者，肃杀阳气，疼痛剧烈；湿邪甚者，黏着凝固，病变沉着不移。其中，寒邪是经筋病最主要的致病因素。寒主痛，机体遇寒，首先毫毛收缩、络脉收缩，随之肌筋收缩。寒邪不去，肌筋挛缩不解，发生"筋结"性疼痛；横络盛加，卫气受伤，肌腠闭塞，遇寒加重，故经筋病性质多属寒证。

（四）脏腑虚损

肝主筋，肾主骨，肝属木，肾属水，水生木，肝肾同源，筋柔则骨顺，筋病必骨病，骨病必病筋。临床上，肌筋劳损常与骨质增生共存。这是由于筋骨需要气血的濡养，气血亏虚则筋骨不荣。气与血，是渗灌脏腑、濡养筋肉肢节及人体的"神之所养"物质。气血调和，则脏腑居安，肢节解利，分肉调柔，耳目聪利。《素问·上古天真论》云："法于阴阳，和于术数，饮食有节，起居有常，不妄作劳，故能形与神俱，而尽终其天年，度百岁乃去。"这是人之应有的常态。然而，人于天地社会间，虽百般呵护，亦难免"六淫"之侵袭，"七情"之苦志，积久病生。《素问·调经论》云："神，有余有不足；气，有余有不足；血有余有不足；形有余有不足；志有余有不足。凡此一者，其气不等也。"由于人之先天赋予的条件不同，乃是疾病成因之一。西医学所说的"基因""过敏素质""遗传性因素"等，都肯定人之所病，有先天之因素，而筋病与先天性因素的发生、发展和结局，包括先天解剖弱点，如人体的踝关节外长内短，膝关节内侧副韧带、关节囊与半月板相连等结构，都有着密切的关系。《灵枢·五变》曰："人之有常病也，亦因其骨节皮肤腠理之不坚固者，邪之所舍也，故常为病也。"其次，气血同肌筋病症的密切关系，与脏腑所主的临床表现也息息相关。《灵枢·本脏》云：

"肺合大肠，大肠者，皮其应；心合小肠，小肠者，脉其应；肝合胆，胆者，筋其应；脾合胃，胃者，肉其应；肾合三焦膀胱，三焦膀胱者，腠理毫毛其应。""五脏皆坚者，无病；五脏皆脆者，不离于病。"由于筋脉同脏腑具有表与里密切的关系，所以脏腑之坚与脆，气血的实与虚，退行的快与慢，均可导致疾病的发生。例如，脾主肌肉，当脾胃虚衰，则肌肉失去所主而痿软乏力。

（五）七情内伤

七情，即喜、怒、忧、思、悲、恐、惊七种情志变化，是机体的精神状态。在正常情况下，一般不会使人致病。只有突然、强烈或长期持久的情志刺激，超过了人体本身的正常生理活动范围，使人体气机紊乱、脏腑阴阳气血失调，才会导致疾病的发生，由于它是造成内伤病的主要致病因素之一，故又称"内伤七情"。如喜伤心，怒伤肝，忧伤肺，思伤脾，恐伤肾。由于十二经筋由"大脑支配"，故情志与肌筋病关系密切。在临床上，思想因素、情志浮动、过度思虑等，如人体处于紧张状态时，会对肌筋产生明显影响，尤其是紧张时会加速疼痛，疼痛又会加剧紧张，形成恶性循环，经筋病以肌筋紧缩疼痛为主要临床表现。如筋性紧张性头痛、神经衰弱与情志有关，在治疗时要注意情志疏导。

（六）四维相代

壮医学认为，如果机体因某一局部的肌筋受损，机体会产生"制痛"反应，无论是"自然性制痛"反应，还是"强制性制痛"反应，大都会累及多个侧面反应，甚至是四个侧面均有累及，即四维象累及，导致"四维相代"失衡。

（七）节交失控

壮医学认为，经脉的"节交会"，是水谷进入谷道化生嘘勒及天地人三气同步运行的重要组成部分，广泛分布于全身，起着"开阖""枢纽"的调控作用。其功能状况可直接影响嘘勒的运行与渗灌。《灵枢·动输》云："夫十二经脉者，皆络三百六十五节，节有病，必被经脉……行阴阳俱静俱动，若引绳相倾者病。"经脉之营卫、嘘勒，昼行于阳经，夜行于阴经，昼夜循行于周身五十周次而复大会，计行程八百一十丈。如果遇到邪气入侵或身体亏虚，均可造成调控失灵，而致三道两路受阻、三气不能同步，导致肌筋病变的发生。"节交"病变的形成，初期是气之滞引发血之涩，继而进入中期的气阻而血凝，导致脉道不通，相输之各级"节交"相失，趋向病变难解的"血气离居"或"血与气并"；经脉阻滞，筋脉同累，筋失所养，聚结乃成，坚而不散，堵塞一点；牵连一点，病变演进，变成一线；进而变成一片或一面。可见，经脉"节交会"调控失衡所致的病症，复杂多变，不可胜数。

（八）气街失稳

《灵枢·卫气》说："胸有气街，腹有气街，头有气街，胫有气街。故气在头者，止之于脑；气在胸者，止之于膺与背腧；气在腹者，止之于背腧，与冲脉于脐左右之动脉者；气在胫者，止之于气街，与承山踝上以下。"这里可以看出，"气街"调控失衡所致的病症，具有广泛性、上及下、前及后与后及前等特点。

二、经筋病的病机

壮医学认为，经筋病属于"火路病"。火路在人体内为传感之道，用现代语言来说，也可称为"信息通道"。其中，枢在"巧坞"，相当于西医学的神经系统。火路同龙路一样，有干线及网络，遍布全身，使正常人体能在极短的时间内感受外界的各种信息和刺激，并经中枢"巧坞"的处理，迅速做出反应，以此来适应外界的各种变化，实现"三气同步"的生理平衡。若横络盛加，压迫火路，使人体失去对外界信息的反应和适应能力，从而导致经筋疾病的发生。

由于十二经筋不能运行气血，故不能以"不通则痛"来概括其病机。根据"经皆有筋，经筋有病，病各有治；经皆有筋，筋皆有结，结者皆痛"的含义，把"因结致痛"作为经筋致痛的机理。筋结既是病因，又是病机。所谓筋结，是指触压疼痛异常敏感的有形可查的阳性体征，临床上，可分为点、线、面、多维性筋结。人体活动要靠肌筋的协调运动来实现，肌筋好比绳子，在活动中，肌筋的起点、止点、受力点、拐弯点、摩擦点最容易出现劳损或损伤。所以，筋结多发生在肌筋起点、止点、受力点、拐弯点、摩擦点等。筋结好发的区域为头三线、颈三角、肩三头、腰三维、腿三筋等受力面。由于经筋与经脉同行，经脉上若没有经筋横络卡压者，一般不会患病，即使为病，其病亦轻浅，故云其病可自愈，或稍加调治即能痊愈。反之，若有横络卡压，使经脉闭阻，在筋结上部近心端，气血瘀滞，筋结以下气血虚少，其病必难治。

在临床上，经筋病症状多见经筋弛缓不用，或筋急挛缩，筋肉肿痛等，多由于是经筋组织在病理状态下的生物体态变异，即在原经筋组织生理形态的基础上形态发生改变。这早在《灵枢·经筋》中就有记载："经筋之病，寒则反折筋急，热则筋弛纵不收，阴痿不用。"这应是经筋病病因病机的总纲。

（一）筋急

所谓筋急，主要是指人体筋肉组织发生拘急、扭转、痉挛、肿胀、强直、掣引等病理改变，临床多表现为十二经筋的痹证，以肌筋拘急疼痛、关节运动障碍为主要特征。

1. 寒毒

寒毒为阴邪，其性收引，经筋受寒毒则收缩而挛急，以致拘挛作痛，屈伸不利。如《灵枢·经筋》云："颊筋有寒，则急引颊移口。"《素问·痹论》云："风寒湿三气杂至，合而为痹也……在于筋则屈不伸。"

2. 肝气热盛

肝胆气热则筋急，脾胃虚弱则筋纵。肝胆相合，肝主身之筋膜，由于饮食、情志等所伤，肝火内生，耗伤阴血，灼于筋膜，故拘急而挛。《素问·痿论》云："肝气热，则胆泄口苦，筋膜干，筋膜干则筋急而挛。"

3. 肝脉不荣

《灵枢·经脉》曰："厥阴者，肝脉也，肝者筋之合也，筋者聚于阴器，而脉络于舌本也，故脉弗荣则筋急，筋急则引舌与卵。"肝血亏虚或厥阴经气绝竭而无力推动血行，则肝血不能循脉荣养筋膜，筋膜失养则干枯而挛缩，以致筋络拘强不舒，甚则导致舌卷、睾丸挛缩等重证。

4. 扭伤劳损

急性扭伤和慢性劳损，中医学均称为"伤筋"。急性扭伤者，因气滞血瘀，筋气失调，而致筋急，表现为关节周围肿胀疼痛，关节运动障碍。慢性劳损者，因肝肾不足，筋膜失养，而致筋急，表现为肌筋拘急疼痛，关节活动不利。

5. 饮食所伤

饮食有所偏嗜，或肥甘厚味，伤及筋脉皮毛。如《素问·五脏生成》云："多食辛，则筋急而爪枯。"《素问·疏五过论》云："始富后贫，虽不伤邪，皮焦筋屈，痿躄为挛。"

（二）筋纵

筋纵者，人体筋肉组织发生松弛纵缓的病理改变，临床多表现为眼睑下垂、口角㖞斜、阳痿等肌筋弛纵不收、乏力不用等。

1. 热

热为阳邪，其性燔灼，易耗气伤津，气津不足则经筋失于濡润温煦，而致纵缓不收。如《灵枢·经筋》说："（颊筋）有热，则筋弛纵缓不胜收，故僻。"《素问·生气通天论》也有"湿热不攘，大筋软短，小筋弛长"之说。

2. 脾胃虚弱

脾胃乃气血生化之源，饮食不节，或思虑过度，易损伤脾胃，脾胃虚弱则气血化生乏源，经筋失于濡养则弛纵不收。如《素问·生气通天论》云："因而饱食，筋脉横解。"《素问·痿论》云："思想无穷，所愿不得……宗筋弛纵。"

3. 阳气损伤

《素问·生气通天论》曰："阳气者……柔则养筋。"经筋得阳气温养则柔韧刚劲。若阳气损伤，经筋失其温养则弛纵不用。如《素问·痿论》云："入房太甚，宗筋弛纵。"《素问·生气通天论》云："阳气者，大怒则形气绝……有伤于筋，纵，其若不容。"

4. 针刺中筋

若针刺时，刺中经筋，筋气受损，则可致筋纵，表现为肌筋弛缓不收、关节不用。如《灵枢·邪气脏腑病形》云："中筋则筋缓，邪气不出。"《素问·刺要论》云："刺脉无伤筋，筋伤则内动肝，肝动则春病热而筋弛。"

5. 营养乏源

由于长期饮食单一、饮食不规律而致营养缺乏，肌肉、经络失去濡养，痿软无力，则筋纵不用。

（三）机体自身活动过度引起的损伤

机体的弯曲、伸展活动，都离不开机体肌、筋、膜、带的参与。任何肢节、肌筋的活动，都受到活动量度及方向性等生理因素的制约，所有超越肌筋生理性负荷的活动，都可成为肌、筋、膜、带受伤的致病因素。

壮医学认为，机体自身动态活动的"活动度"受到肌、筋、膜、带在机体活动的动、静力学因素影响。在机体的活动过程中，肌、筋、膜、带的牵拉应力线"超阈限"地作用于"应力点"时，便可导致"应力点"的损伤，而形成经筋病灶点。由于损伤后的病灶点具有疼痛性反应，肌体为了减轻疼痛，产生"制痛"反应，即产生保护性反射，而"制痛"反应会进而导致继发性损伤。因此，经筋损伤由点到线，再由线到面，逐渐由面的一维向多维演进，最终导致经筋病变的形成。

筋结病灶点、筋结病灶线及多维化的经筋病机衍变过程，是由于机体活动的动静力学因素影响而发生病变的过程，亦即"内伤"或自伤性疾患；多呈现隐性损伤形式，与外伤性疾病具有本质上的区别。"内伤"性和肌筋病症所致气滞、血瘀，导致三道不畅通，两路受阻，导致天地人三气不能同步，从而导致经筋病症的复杂性及多样性，临床上表现出经筋病症的相关特点。

　　经筋损伤后的痉缩性是经筋病的病理、病机基础。由于筋性痉缩，产生压迫累及性等特点，并呈现有可查性的阳性体征。

第三章 经筋病的治疗原则及治疗机理

壮医将筋与经、筋与脉、筋与络、筋与脏腑紧密地联系起来，通过探查筋结的位置、阳性体征的不同表现，以及有无内在规律性联系等，找出原发性筋结病灶与继发性（累及）筋结病灶，复合（点、线、面）与多维性筋结病灶，以及筋结病灶的点、线、面与多维性分布构成的内在规律等，再施予经筋疗法，松筋解结，畅通三道两路，使天、地、人三气恢复同步而发挥其疗效。

第一节 经筋病的治疗原则

经筋病的治疗原则，早在《黄帝内经》中就有论述。《灵枢》曰："坚紧者，破而散之，气下乃止。"这里所说的"破而散之"，实际就是经筋病"解结"的施治原则；而《灵枢·卫气》则强调"解结契绍于门户"的早期治疗，并美其为"无惑于天下"之良策。《灵枢·经筋》更是直接提出"治以燔针劫刺，以知为数，以痛为腧"的治疗原则，这一治疗原则一直沿用至今。

壮医经筋的治疗原则，是在探查经筋"筋结点"的基础上，以"以痛为腧"为原则，将"筋结病灶点"定为施治的主要部位，确立了理筋法、刺筋法（火针）、经筋拔罐法及三联施治法等为基础的"经筋消灶解结法"，也称综合消灶法，用以治疗各种筋性疾病；对一些疑难复杂的经筋疾病，由于多维性筋结点的分布特点，临床除了采用"综合消灶法"的施术方法外，还创立了"系列解结""多维解锁""整体调机"等更为复杂的壮医经筋施治术，从而能够使机体获得广泛的"舒筋减压"及"筋柔脉通""筋柔骨顺""通调两路""三气同步"等治疗效果。

壮医经筋手法的治疗效应，决不是单纯的力量大小问题，而是运用手法与经筋部位的有机结合，不同的手法作用于不同的部位，力量不一样，患者的反应也不一样，治疗效果也会存在差异。所以，运用壮医经筋手法治疗时，必须做到刚柔相济，动力与静力结合。

经筋病的治疗，遵循以下治疗原则和手法原则。

（一）治疗原则

阳病解阴治阳；阴病解阳治阴；筋骨并重，调治相合。具体来说，就是阳经有病时，先松解阴经再治疗阳经；反过来，阴经有病，则先松解阳经，然后再治疗阴经；由于筋与骨在生理和病理上有密切关系，肝主筋，肾主骨，肝肾关系密切，有"肝肾同源"之说；筋伤与骨伤可同时发生，也可单独发生，并能相互影响，故临床治疗需要遵循筋骨并重的原则。同时，对经筋疾病的治疗，是针对不同的病因病机而采取不同的治疗手法，故治疗前后的理筋手法调理是必不可少的；调理方法都是针对病因进行的，有"釜底抽薪"之意，使机体恢复正常功能，天、地、人三气同步运行。

（二）手法原则

壮医经筋治疗的手法原则是：松筋解结，顺筋推拿。其要领是有力、持久、柔和、均匀、渗透。根据经筋分布区域与途径的病理改变和表现，进行顺经治疗，以"松筋、解痉、散结、复正"为手段，使经筋疏解，"三道""两路"运行畅通，气血归于平衡，使三气恢复同步运行而达到治病的目的。

手法治疗的顺序，其方向均为顺筋方向，即从手走头，从足走头。其顺序是先松太阳，再松少阳，后松阳明。依据经筋病症的不同而有所不同：如头颈痛先松双手，腰腿痛先松双足。如果是脏腑疾病引起的经筋病症，则由下往上，即从足往头部方向治疗，先足部手法，然后俯卧，治疗背部，之后再仰卧，治疗胸腹、上肢，最后做头部手法。如果是局部疼痛或筋骨疼痛，主要是局部施予手法后，再行针灸或拔罐，或用药酒、药油外搽患处。若伴有筋缩症，可配合壮医拉筋术。

第二节　经筋病的治疗机理

壮医经筋疗法，是一种综合疗法、物理疗法，对患者而言，是一种被动运动和机械刺激。肌筋属于机体的结构部分，其对于整体功能具有重要影响。例如，肌筋受到刺激后产生的强烈收缩，可导致经脉气血的滞留，其产生的疼痛，对机体是不良刺激。反之，肌筋的正常生态应激收缩，会对机体产生良性刺激作用，对整体功能具有调节作用。在机体肌筋出现病理状态时，用手法对肌筋施以适宜的刺激，使之产生良性调节作用，从而起到治病作用。由于肌筋是庞大的脏器，良性刺激产生的良性反馈调节作用非常强大。

经筋病的治疗机理表现为以下几个方面。

（一）力的作用

从力学角度来说，力的大小、方向和作用点是力的三要素。从经筋手法角度来说，用力的大小程度，简称"力度"。壮医经筋手法的各种治疗都需要一定的"力度"去触动、刺激，作用于经筋病灶，没有一定力度的手法，对经筋疾病的治疗是不起作用的；相反，使用过度的"力度"作用于经筋病灶，也会引起肌筋损伤，加重病情。根据经筋手法用力的大小，临床可分为轻、中、重三级，即在"力度"上轻度用力、中等用力、重度用力。用力的大小，不但与施术者接触患者的面积大小有关，而且与持续时间有关。一般来说，力与接触面积成反比，与作用时间成正比。需要加大力度时，应选择与患者接触面积小的手法，并增加手法与作用部位接触的时间。

经筋手法所使用力度的强弱，对经筋功能的影响是多方面的，从神经生理学观点来看，缓和、轻微且连续的刺激，有兴奋周围神经的作用，但对中枢神经有抑制作用；急速、较重且短时间的刺激，可兴奋中枢神经，抑制周围神经。所以，在临床实施经筋手法的过程中，应根据这一生理特性，针对不同的经筋病症，或筋结病灶的不同病理变化，采取相应的治疗措施。手法既要持久有力，又要刚柔相济，并且贯穿整个经筋治疗手法的各种技术操作过程。

（二）能量的转换

医者的手法作用于患者体表、筋结病灶或经脉穴位时，患者的肌筋、穴位迅速做出反应，释放出一种能量，并通过火路的传导，反馈给"巧坞"，"巧坞"收到这一能量信息后，迅速通过火路传达指令，"三道""两路"接收指令后迅速回应，快速进行能量的转变、转换，身体的自愈力得到了迅速增强，活力增加；人体各部位功能得到了有效调节，天、地、人三气恢复同步运行，疾病痊愈。

（三）通调火路

经筋手法作用于人体相应部位、肌筋、穴位所产生的刺激，均能刺激火路分布于体表的穴位，引起相应的冲动和反应，通过火路的传导，让"巧坞"进行调节，从而反射性地引起机体的各种反应，使"三道""两路"运行相互调整、相互协调，达到相互平衡，促进火路的传导和快速反应，使三气同步运行而起到治疗作用。

（四）提高机体的代谢功能

经筋手法通过皮肤作用于肌肉、韧带、关节囊等软组织，促进其代谢功能旺盛，改善组织营养，促进肌肉、骨骼、淋巴的正常代谢，以增强肌力，改善韧带、关节囊的弹性，解除软组织的粘连，促进软组织水肿的吸收和淋巴排毒，从而达到治疗的作用。

（五）加速修复损伤的软组织

由于经筋手法松解了紧张的软组织，缓解减轻了疼痛，改善了病变及相关部位的血液循环，促进了病变部位水肿的吸收，以及各种代谢产物的排泄，改善组织缺血、缺氧状态，从而使受伤的软组织很快得以修复。

（六）畅通龙路，促进循环

经筋手法通过经筋、穴位的手法按压、拨动和摩擦等松筋解结作用，能调节和畅通龙路，使龙路功能增强，在一定范围内促使血管扩张，外周阻力降低，血流增快，血流量增加，使肌筋组织局部血液循环得到改善，可以治疗软组织慢性劳损，以及各种原因引起的废用性软组织挛缩，使软组织改变缺血、缺氧的状态，改善微循环，从而恢复正常的功能。

第四章 经筋病的症状及筋结病灶

经筋病的临床表现，包括其症状表现及临床体征。在症状表现中，又有一般症状表现与特殊症状表现之分；临床体征又称阳性体征，壮医称之为筋结病灶。

第一节 壮医经筋病的症状

(一) 常见症状

壮医经筋病的常见症状有局部酸胀、重坠、全身困倦、身疲乏力、麻木不仁、局部疼痛或活动受限等，其中以疼痛为多见。

(二) 特殊症状

经筋的特殊症状，系指经筋病变形成的筋结病灶点，产生对机体的不良刺激，以及挛缩的筋性病变所产生的累及性及演进性、隐蔽性、收缩失均性、症状类似性、牵张性、牵涉反应、凝结性、压迫性等临床表现，具体表现如下。

1. 筋性疲劳综合征

筋性疲劳综合征是肌筋广泛性挛缩所导致的全身性重度疲劳感，多有伴头晕头痛、情志异常、失眠多梦，或嗜眠、纳呆及胸腹不适等症状；但临床相关检测及检查均呈阴性，多提示为机体功能方面的问题，而不是脏器发生病变。

2. 筋性眩晕症

由于肌筋收缩失均所致，尤其是头颈部的肌筋伸缩失均，使患者感到头晕目眩及摇晃感，但无旋转性晕感，诊查可于头颈部查及广泛性的筋结病灶，以消灶解结施治，病症可速获消除。

3. 筋性视力降低征

由于眶膈及颞筋区的肌筋挛缩，导致患者的视力降低或阵发性弱视，多好发于青少年，眼科专科检查一般无特殊发现。用壮医理筋手法施治后，可获临床治愈，但还需后续的自我调治和有效保护，才能根治。

4. 筋性类似病

由于筋结病灶与脏器位置重叠或产生牵涉反应等，导致经筋病变的临床症状酷似脏腑病变表现；但脏器的相关临床检查全为阴性，经筋科称之为筋性类似病。常见有筋性梅核气、筋性类冠心病、筋性类肝胆综合征、筋性类胃痛、筋性类肾绞痛、筋性类类风湿关节炎等病症。

5. 气郁或气虚的筋性病症

由于肝气郁结而出现的胸胁苦满，或因肾气亏虚所致的腰酸腿软，皆可在相应的部位查及肌筋器质病变并存，称为气病中的筋性病变。用理筋法施治，可收到气与筋病相同的疗效。

6. 隐筋症

隐筋症即隐蔽的筋性病变，导致临床漏诊误诊者。隐筋症是目前临床多种难治病及病因未明疾患的致因之一，如肋端综合征、慢性疲劳综合征等。

7. 筋凝症

筋凝症指肌筋长期挛缩形成固结的病症，类似西医学的肌凝块症等，常见于颞肌、冈上肌、冈下肌及小腿的肌筋等。临床出现相应的局部梭样型症状及结块体征。

8. 筋性累及症

筋性累及症包括筋肉系统病变自身累及，筋肉系统累及其他系统和其他系统病变累及经筋等，是具有多重内涵的病症。例如，颈侧属少阳经肌筋挛缩的病灶，可累及头面部及肩臂，出现少阳偏头痛及肩臂综合征；胸痛的足太阳经筋病变，可形成"心胸相引"征；臀部足少阳的筋挛结灶，可累及腰腿肌病症表现的临床证候；腰源性腹痛，常可查及腰部的筋结病灶。筋肉系统病变累及其他系统病变的发生，则表现出筋性病变与受累及性病变并存的相应表现。在临床上运用综合消灶、系列解锁的舒筋方法，治疗脏腑病变、神经性病变、心血管病变等，疗效较好。通过舒筋方法治疗经筋系统以外的病症，也有较好的临床疗效。例如，精神疲劳导致的筋性疲劳，经筋科通过舒筋疗法，可获得精神疲劳与躯体疲劳双解的功效，它比药物消除疲劳的疗效更为稳定。

9. 筋性后遗症

筋性后遗症指中风后出现的单纯性肌筋病症，它同脑病与偏瘫有区别。单纯的筋性后遗症，用理筋法施治，疗效满意。

10. 筋性冷感与冷症

经筋局部性病变导致的气血阻滞，使患者自觉患病部位局部出现怕冷感，或局部体温比正常体温偏低，称为冷感；而由于广泛性伤筋导致机体气血运行失常以至虚弱，患者出现全身性温度降低，称为冷症。冷感与冷症，皆是肌筋病变的常见类型。

11. 筋性紧张综合征

由于广泛性的肌性、膜性劳损所导致的肌筋挛缩反应，加上患者对反应的敏感，临床上可发生筋性紧张综合征。例如，骨骼肌紧张综合征、紧张性疼痛等。筋性紧张综合征是临床常见的经筋病症之一。

第二节　壮医筋结病灶

壮医筋结病灶，即经筋病的临床阳性体征，是经筋病症在体表某一部位的异常表现，壮医经筋学称之为筋结病灶。

（一）筋结病灶的概念

筋结病灶，是在十二经筋体系所属的肌筋膜带及结缔组织等部分，由于人体软体组织病变所形成的临床病态阳性体征表现，称之为筋结病灶。由于人体经筋组织结构体系庞大、成分复杂，起止、分布及功能各异，并形成纵横交织状态，故经筋病变的临床体征具有广泛性和多形性等特点。临床诊查时，需要根据经筋的不同分布部位、不同组织性质，来加以识别和确认。

（二）筋结病灶的特点

由于经筋病是在经筋体系所属的肌筋膜带及结缔组织等部分的软体组织病变所形成的阳性体征，故经筋病具有点、线、面、多维等特点。

在临床诊查中，筋结病灶常可分为四个类型：病灶点、病灶线、病灶面及多维性病灶。

1. 病灶点

病灶点是点性病灶，病灶一般不大。好发于肌筋的"左右尽筋上"、成角点、交叉点、摩擦点、受力点、小骨粗隆、骨游离端、关节周围及皮节点等。病灶粗糙样、小颗粒状、结节或"痛性小结"。小者若芝麻、粟米状；中者如绿豆、黄豆样；粗大者若蚕豆、马钱子样，边缘界限清楚，多呈硬结状，触压异常敏感及疼痛。躯体的分布较广泛，其病灶出现同经筋病变部位吻合，但有主次及先后症状表现之分。例如，股内外侧远端的经筋上，常见其病灶点出现；病灶点的大小与病情多呈正相关，当其病灶向上，即上段病变上升为主要病变表现。

2. 病灶线

病灶线是线性病灶，是临床常见的复合性病灶。好发于骨缝线及筋膜线上，例如颞上线、项上线、人字缝、胸骨正中、腹白线、半月线及脐下"五皱襞"等。此外，肌筋纤维病变亦可见线性病灶。病灶呈线样、竹片状、索状、梭状等。线型病灶中常伴存点形病灶。躯体及肢体的经筋循行力学线，是线性病灶的特殊表现形式。沿着经筋线进行诊查，可查到"经筋各有定位""病各有所处"的远程病变规律。例如，足太阳经筋病变，可自颈、背、腰、臀及大小腿至足底，查出远程的节段性病灶。

3. 病灶面

病灶面是面性病灶，病灶一般较大，呈平面状，病灶可在肢体或躯体的同一个平面上查及，称为病灶面，是多经并病的一种病变表现形式。可能与肢体动态活动具有合力和线力作用关系，病灶面一般至少有两条线的病灶并存，多者呈三线平面病灶分布，但并非在同一个平面上，病灶与三阳经或三阴经的经线并非绝对重合。例如，臀部外后侧这一平面区域，常可诊查到三个病灶并存；但这一平面区域，主要是足少阳经循行所过。因此，病灶面的查灶，不宜绝对拘泥于按经线循行诊查，乃应以肢体动态活动的力学观来进行查灶。

4. 多维性病灶

多维，乃指具有两个平面以上维相的结构体。以人身躯体及肢体前后左右四个侧面而论，则为四维构体；以阴阳拮抗面而论，则为两维构体。在机体的动态活动中，发生阴损及阳、阳损及阴的肌筋损伤甚为常见。因此，经筋学科确立了多维性查灶及治疗方法。例如，颈部筋三角筋区的多维病灶；又如，腰、腹、腿的三个筋经，呈人体中下部的三维构体，病变常发生联系，称为腰腹腿三角。以上是壮医经筋多维性病灶的类型。

（三）经筋病灶高发区

根据经筋病的特点，经筋病在人体中最易发病，高发区分布如下。

1. 头部

眶膈筋区，额筋区，颞筋区，耳筋区，枕筋区，顶筋区，面筋区。

2. 颈部

颈侧筋区，颈后筋区。

3. 肩背部

冈上筋区，冈下筋区，肩胛间筋区及华佗夹脊。

4. 腰臀部

臀筋区，能筋区，臀外侧筋区，腰三角筋区。

5. 胸部

胸骨筋区，胸肋关节筋区，锁骨下筋区，外侧胸筋区，肋弓筋区，剑突及游离肋骨筋区。

6. 腹部

腹浅层筋区（按九区划分法），腹深层"缓筋"筋区。

7. 上肢

肩筋区，上臂筋区，肘筋区，前臂筋区，腕筋区，指掌关节筋区。

8. 下肢

腹股沟筋区，股三角筋区，股筋区，膝关节筋区，小腿筋区，踝关节筋区，跖趾筋区，足底筋区。

第五章　经筋的循行及筋结病灶分布

第一节　经筋的循行分布

按照壮医经筋点、线、面、多维性的四大特点，着重介绍十二经筋的循行及穴位分布情况。

一、手太阳经筋循行和分布

（一）经筋循行分布情况

手太阳经筋起于手小指，上行于腕外侧，达肘后过肘到腋后外，散于肩胛，绕耳交叉于耳前、上额角，最终到达目外眦。

（二）穴位分布主要区域

腕掌外侧筋区，肘后区，上臂后侧筋区，肩冈上及冈下筋区，颈后侧筋区，耳周筋区及面额外侧筋区。

（三）主要穴位

头额角及外耳周筋的耳上、耳前及后的穴位，完骨穴，颈后外侧筋穴，肘后背侧筋结穴，腕外侧筋结穴等。

（四）经筋走向及筋结病灶图

手太阳经筋的走向及分布、筋结病灶、穴位点如图 5 - 1 所示。

二、手少阳经筋循行和分布

（一）经筋循行分布情况

起于小指次指，过掌入腕，沿前臂外侧上达肘，循上臂上肩达颈，过下颌达目外眦，上头额角而终止。

（二）穴位分布主区域

掌背中外侧、腕背、前臂外侧、肘臂外侧、肩颈外侧、外眦及头额外侧角。

（三）主要穴位

额外侧角及外眦之筋穴，面颊筋穴，颈少阳经筋穴，肩部筋区穴，上臂外侧筋区穴，肘外侧经筋穴，前臂外侧少阳经筋穴，腕背正中经筋穴，次指微筋穴。

（四）经筋走向及筋结病灶图

手少阳经筋的走向及分布、筋结病灶、穴位点如图 5 - 2 所示。

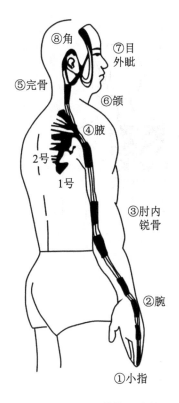

图 5-1 手太阳经筋筋结病灶图

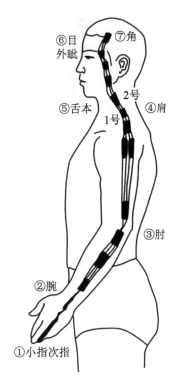

图 5-2 手少阳经筋筋结病灶图

三、手阳明经筋循行和分布

(一)经筋循行分布情况

手阳明起于次指爪,过掌背内前侧入腕,沿前臂上侧达肘,上肩,达颈前侧,上颊分支到迎香,主干上颧达前颞,跨越头角对侧。肩部分支到达背。

(二)穴位分布主要区域

颞额筋前区,颊筋区,颈前侧筋区,肩前筋区,上臂前侧筋区,前臂外侧筋及腕内侧筋区。

(三)主要穴位

前额外上经筋穴位,颞前筋区穴位,颊筋穴位,经前侧筋区穴位,肩前筋区穴位,上臂前侧筋区穴位,肘外侧筋区穴位,前臂外侧筋区穴位,腕内侧穴位,掌次指关节筋穴。

(四)经筋走向及筋结病灶图

手阳明经筋的走向及分布、筋结病灶、穴位点如图 5-3 所示。

四、手太阴经筋循行和分布

(一)经筋循行分布情况

手太阴经筋起于拇指爪末端,过鱼际入腕外上侧,上前臂内前侧入肘,过上臂内上侧达肩髃前,上缺盆,下结于胸里,分散过膈,会合胁下,达季肋。

(二)穴位分布主要区域

季肋筋区,胸前外侧筋区,锁骨筋区,肩前侧筋区,上臂上内侧筋区,肘内上侧筋区,前

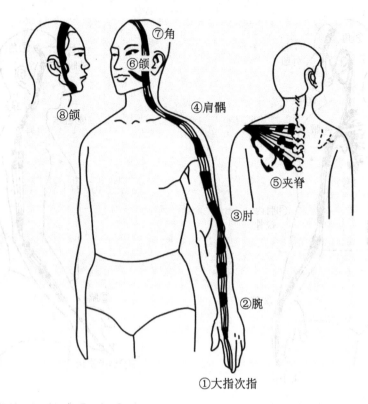

⑦角
⑥颌
⑧颔
④肩髃
⑤夹脊
③肘
②腕
①大指次指

图5-3   手阳明经筋筋结病灶图

臂内上侧筋区，腕内上侧及鱼际筋区。

（三）主要穴位

季肋筋区穴位，胸前外侧穴位，肘部内上侧筋区穴位，前臂内上侧筋区穴位，腕桡侧筋区穴位，鱼际及拇指掌内上侧筋穴位。

（四）经筋走向及筋结病灶图

手太阴经筋的走向及分布、筋结病灶、穴位点如图5-4所示。

五、手少阴经筋循行和分布

（一）经筋循行分布情况

手少阴经筋起于小指爪内侧，循小指结于锐骨（豆骨），过腕向上，循前臂内下侧入肘，循上臂内下侧上循入腋内，过胸伏于乳，沿膈下达系于脐部。

（二）穴位分布主要区域

胸前经筋区，脐部筋区，腋前侧筋区，臂前内侧筋区，肘内侧筋区，前臂内侧筋区，腕内侧筋区及掌指内侧筋区。

（三）主要穴位

脐周筋结穴位，前胸中下部筋结穴，腋前内侧筋结穴，肘部内侧尽筋头穴，前臂内侧筋结穴，腕部内侧筋结点，掌内侧根筋结穴，小指指节筋结点。

（四）经筋走向及筋结病灶图

手少阴经筋的走向及分布、筋结病灶、穴位点如图5-5所示。

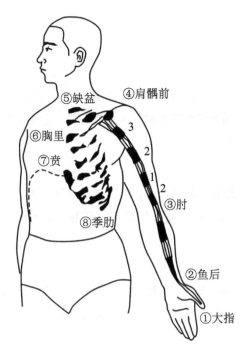

图 5 - 4　手太阴经筋筋结病灶图

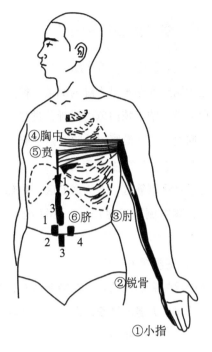

图 5 - 5　手少阴经筋筋结病灶图

六、手厥阴经筋循行和分布

（一）经筋循行分布情况

手厥阴经筋起于中指，上循于手太阳及手太少阴经线之间，入腕、上前臂同手太阴经筋并行，入肘，结于腋下，向下分散其前后，夹胁旁，分支入腋下，散步胸中，结于膈。

（二）穴位分布主要区域

两侧前胸筋区，胁下筋区，腋下筋区，上臂前内侧筋区，腋下筋区，上臂前内侧筋区，肘部附近尽筋上，前臂前侧中部筋区，腕部正中筋区及中指掌各节筋结筋区。

（三）主要穴位

两侧前胸筋结穴，胁下筋区筋结穴，腋下筋区筋结穴，上臂内侧筋区筋结穴，肘部前侧肘关节前后尽筋上，前臂前侧正中筋结穴，腕部前侧正中筋结穴，掌中筋结穴，中指各节筋结穴及中指末端经筋穴。

（四）经筋走向及筋结病灶图

手厥阴经筋的走向及分布、筋结病灶、穴位点如图 5 - 6 所示。

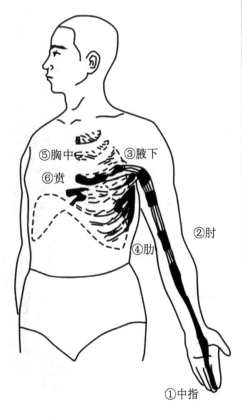

图 5 - 6　手厥阴经筋筋结病灶图

七、足太阴经筋循行和分布

(一)经筋循行分布情况

足太阴经筋起于足大趾内侧端，循足掌内侧而上，入踝。直行者循足小腿内侧，循行于胫骨内踝上沿，结于膝内侧内辅骨，过膝入大腿内侧，循大腿内侧上循，入结于股骨，会聚于阴部；上向腹、脐，沿腹里达胁、散于胸，并附着于脊椎。

(二)穴位分布主要区域

脊后及腰侧筋区，上胸廓筋区，胁部筋区，脐下筋区，阴器筋区，髀上外侧筋区，大腿内侧筋区，膝内侧附近尽筋上，小腿内侧（胫后）筋区，踝上前外侧筋区，跖筋前侧及姆趾筋区。

(三)主要穴位

脊中后侧旁筋区结穴，腰侧筋结穴，上胸及胁部筋结穴，脐下筋结穴，阴器筋滞穴，髀内上侧筋结穴，大腿内侧筋结穴，膝内侧经筋头穴，小腿内侧筋结穴，踝后上及前侧筋结穴，跖前沿筋结穴，姆趾外侧筋结穴。

(四)经筋走向及筋结病灶图

足太阴经筋的走向及分布、筋结病灶、穴位点如图5-7所示。

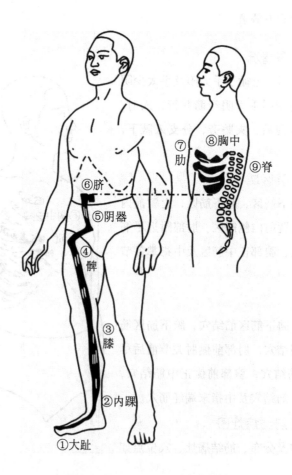

图5-7 足太阴经筋筋结病灶图

八、足少阴经筋循行和分布

（一）经筋循行分布情况

足少阴经筋起于足小趾下边，同足太阴经筋并行斜向内踝下方，同结于足跟，同足太阴经筋会合，上循于胫骨内侧，同足太阴经筋并行，过沿大腿内侧，结于阴部，沿脊椎旁肌筋上达后项结于枕骨，会合足太阳。

（二）穴位分布主要区域

枕筋区肌筋，腰脊旁肌筋，阴部肌筋区，大腿内侧筋区，膝内侧肌筋，小腿内前侧肌筋区，足踝后上侧筋区，足底中部筋区。

（三）主要穴位

枕筋区筋结穴，腰椎旁筋结穴，阴部肌筋筋穴，大腿内侧肌筋区结穴，腘内侧膝周尽筋头穴，小腿内侧筋结穴，足踝后及足跟筋结穴，足踝前内侧筋结穴，足底中部掌心筋结区筋结穴。

（四）经筋走向及筋结病灶图

足少阴经筋的走向及分布、筋结病灶、穴位点如图5-8所示。

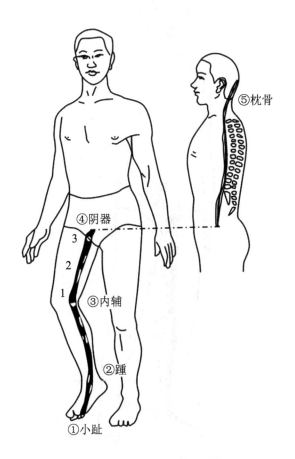

图5-8　足少阴经筋筋结病灶图

九、足厥阴经筋循行和分布

（一）经筋循行分布情况

足厥阴经筋起于足大趾上边，循足掌内侧上行，结于足内踝前，过踝，上循小腿内侧，胫骨内侧，结于胫骨内踝下，过膝上行于大腿内侧，上行结于阴部，联络各筋。

（二）穴位分布主要区域

阴器筋区，大腿内侧筋区，腘内侧胫内踝筋结区，小腿内侧上沿筋结筋区，踝筋区，足掌内上沿筋区，踇趾内上侧筋区。

（三）主要穴位

大趾内上侧筋结穴，足掌内上侧筋结穴，内踝内侧筋结穴，小腿内上侧筋结穴，胫内髁筋区筋结穴，大腿内下侧筋区筋结穴，阴部筋区筋结穴。

（四）经筋走向及筋结病灶图

足厥阴经筋的走向及分布、筋结病灶、穴位点如图5-9所示。

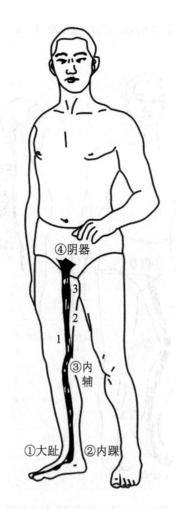

图5-9　足厥阴经筋筋结病灶图

十、足太阳经筋循行和分布

（一）经筋循行分布情况

足太阳经筋起于足小趾，循足掌侧外侧而上入踝，结于二足跟，上沿筋腱结于腘、分支结于踹外，上至腘内，与腘中一支并行于大腿后，结于臀，向上夹脊旁直上至上项，分支结于舌，直行结于枕，上头、下额、结于鼻，分支构成"目上网"，下结于鼻旁；另一支从腋后侧结于肩髃，分支入腋下，上出缺盆，向上对于乳突；另一支出缺盆，斜鼻旁循上达颌。

（二）穴位分布主要区域

足掌外侧筋区，小腿后侧筋区，腘筋区，大腿后侧筋区，臀筋区，背脊华佗筋区，颈后及颈侧筋区，腋肩筋区，头侧及额筋区，面及鼻侧筋区。

（三）主要穴位

小腿后侧筋区筋结穴，腘窝内外侧筋结穴，大腿后侧筋区筋结穴，髀区筋结穴，华佗夹脊筋结穴，颈侧筋区结穴，腋肩筋区筋结穴，鼻旁及目上网筋区筋结穴。

（四）经筋走向及筋结病灶图

足太阳经筋的走向及分布、筋结病灶、穴位点如图5-10所示。

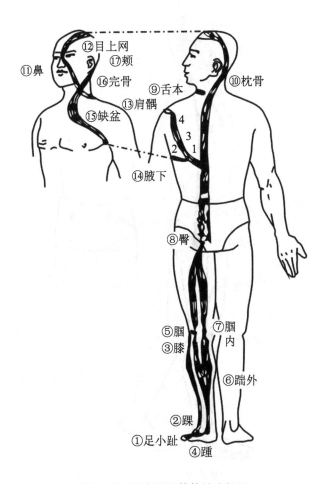

图5-10　足太阳经筋筋结病灶图

十一、足少阳经筋循行和分布

（一）经筋循行分布情况

足少阳经筋起自足无名趾，沿足外上侧结于外踝，上沿胫骨外缘结于膝外侧；分支另起于腓骨，上行股骨外侧，前面结于股四头肌处，后面结于骶骨，直行者上经腰侧、季肋，联乳颈头颠顶交叉，下走下颌部，结于鼻旁，分支结于目外眦，形成"头外维"。

（二）穴位分布主要区域

头部侧筋区、鼻旁筋区、腋胁筋区、臀尻筋区、大腿外侧筋区、膝外侧筋区、足腓侧及外踝筋区。

（三）主要穴位

头侧筋区的筋结穴，鼻旁及目筋区的筋结穴，腋胁筋区的筋结穴，臀骶筋区的筋结穴，大腿外侧筋区筋结穴，膝筋区外侧筋结穴，腓侧筋区筋结穴，踝筋区及足掌外侧筋区筋结穴。

（四）经筋走向及筋结病灶图

足少阳经筋的走向及分布、筋结病灶、穴位点如图 5－11 所示。

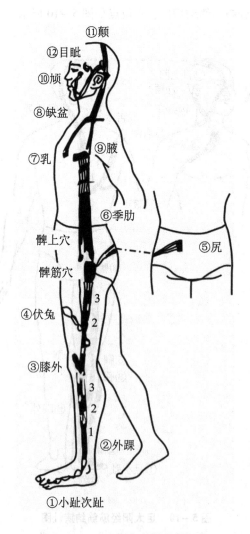

图 5－11　足少阳经筋筋结病灶图

十二、足阳明经筋循行和分布

（一）经筋循行分布情况

起于足中间三趾，结于足背，斜向外侧一支，盖过腓骨，上行结于膝外侧，直上结于髋关节，上沿胁部，属于脊椎。其上行直者，上沿胫骨，结于膝，分支结于腓骨会合足少阳经筋。直行者上沿股四头肌处上结于股骨前，会聚于阴部，向上分手腹部达上胸结于缺盆，上颈，夹口角，会合于鼻旁，下边结于鼻部，上边结合足上太阳经筋，其分支从两颊结于耳前。在目，足太阳形成"目上网"，足阳明形成"目下网"。

（二）穴位分布主要区域

目、鼻、耳、口、颊筋区，腰侧筋区，髀筋区，大腿前及侧筋区，小腿前及侧筋区，足背筋区。

（三）主要穴位

五官的耳、鼻、目、口筋区的筋结点，腰侧筋区的筋结穴，髀筋区筋结穴，大腿前及外侧筋结穴，小腿胫腓筋区的筋结穴，足背筋区的筋结穴。

（四）经筋走向及筋结病灶图

足阳明经筋的走向及分布、筋结病灶、穴位点如图 5-12 所示。

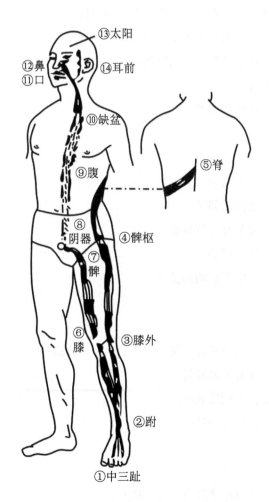

图 5-12　足阳明经筋筋结病灶图

第二节 常见的筋结病灶好发区

经筋病变所形成的经筋病灶的好发区域，遍布全身，星罗棋布。根据经筋病的特点，为便于临床诊治，现将经筋病灶好发部位或区域叙述如下。

一、头部筋区

1. 眶膈筋区，即眼眶周及鼻骨两侧筋区。
2. 额筋区，即前额筋区所属筋性组织。
3. 颞筋区，即颈上线以下、眼至耳间筋区。
4. 耳筋区，自耳上、耳前及耳的筋区；枕筋区及枕侧筋区，即枕部及枕侧部。
5. 颞合筋区，即颞下部、耳前区及颧弓下沿筋区。
6. 面筋区，即面颊及口周筋区。

二、颈部筋区

1. 风池筋区，即风池穴及其左、右、上、下四周之筋。
2. 风府筋区：即风府穴及其左右上下之筋。
3. 乳突下筋区：乳突前后及其下部的颈筋区。
4. 颈侧筋区：后颈侧部。
5. 颈后筋区：后颈正中线及旁线。

三、肩臂筋区

1. 冈上筋区：肩胛冈上部及颈至肩部的筋区。
2. 喙突筋区：喙突至肱前侧筋区。
3. 肩筋区：肩部的肩关节及上臂肌筋。
4. 肘筋区：肘关节及肩臂肌筋。
5. 腕掌筋区：腕关节及掌指肌筋和关节。

四、背部筋区

1. 肩胛筋区：肩胛冈、冈下窝及内侧缘和内上角、外侧缘等。
2. 肩胛间筋区：两肩胛骨间的肌筋。
3. 华佗夹脊筋区：脊椎两侧的肌筋。
4. 后肋弓筋区：后胸肋弓及胁部。

五、前胸廓筋区

1. 胸锁筋区：胸骨同锁骨衔接部及锁骨下肌筋。
2. 胸骨前筋区：胸骨体、胸骨柄及胸肋关节肌筋。
3. 肋弓筋区：前肋弓各肋面及肋间肌筋。

4. 剑突筋区：剑突体及尖部肌筋膜。

5. 游离肋骨区：第 11 和 12 游离肋内体及其肋端肌筋膜。

六、腰筋区

1. 腰脊筋区：腰脊肌及筋膜。

2. 腰三角筋区：髂嵴与肋骨间肌筋。

七、腹筋区

在四线九区划分法的基础上，加腹筋待检部位。

1. 腹部正中区：上中腹、中中腹及下中腹肌筋。

2. 左侧腹筋区：左上、中、下腹肌筋。

3. 右侧腹筋区：右腹上、中、下肌筋。

4. 髂窝肌筋区：左右髂窝及髂前上棘附近肌筋。

5. 下腹侧深层缓筋区：左右下侧腹足阳明"缓筋"。

6. 腹股沟筋区：左右腹股沟肌筋。

八、臀骶筋区

1. 髂嵴筋区：沿髂骨脊周边及其后外的肌筋。

2. 骶筋区：骶骨后侧正中及两侧肌筋（八髎肌筋）。

3. 尾筋区：尾骨及骶裂孔肌筋。

4. 臀筋区：臀上、中、下及内外侧肌。

5. 坐骨区：左右坐骨结节肌筋。

6. 股关节筋区：股关节及其周围肌筋。

九、下肢肌筋区

1. 股筋区：大腿根的腹侧肌筋。

2. 膝筋区：膝关节周围的肌筋。

3. 腘筋区：腘窝线浅中深层肌筋及其上下左右角附着肌筋。

4. 小腿筋区：小腿前、后及两侧的肌筋。

5. 踝关节区：踝关节周围的肌筋。

6. 掌跖趾筋区：掌部、跖部、趾骨各关节的肌筋。

7. 足底筋区：足掌底面的肌筋。

第六章　经筋病的诊查方法

壮医经筋病的诊查方法，是对经筋病阳性体征进行检查诊断的方法，简称为壮医摸结查灶法。

第一节　壮医摸结查灶法

一、壮医摸结查灶法的定义

壮医摸结查灶法是壮医经筋专科特有的疾病检查诊断方法，即为查找出经筋病灶所在部位的临床阳性体征，具体操作方法为：通过医者双手密切配合，直接触摸患者患处的经筋组织，以查明摸结病灶所在部位、形态特征，及其连锁反应规律，为进一步施治提供临床依据。

对于经筋"摸结查灶"的具体检查方法，早在《黄帝内经》就有记载。《灵枢·四时气》提出了"得气穴为定"的定位检查法；《灵枢·卫气失常》提出"候痛所在"；《灵枢·背腧》也谈及"应在中而解"的检查经验；《灵枢·卫气》则指出"必先按而在久应于手"，通过手触诊进行检查的方法，这是对查灶法的最早具体描述。

临床实践表明，壮医经筋摸结查灶的诊查方法具有灵敏度高、识别力强、定位准确、操作方便及实用、安全可靠等优点，是一种非常有效而准确的诊断方法，具有较强的实践性和可操作性，更易于掌握和推广应用，是目前解决一些疑难病和经筋病便捷而有效的检查诊断方法。

二、壮医摸结查灶的要求和方法

（一）壮医摸结查灶的一般要求

1. 询问病史，体格检查，常规化验，以了解全身健康状况。

2. 对基础检查发现疾患可疑迹象，进行必要的特殊检查，以明确疾病性质。

3. 对经筋病症可疑的恶性病变及骨性病变，要加以鉴别和排除。

4. 进行经筋专科有关检查。如肌电图检查，电刺激兴奋点检查，经络测定仪检查，经穴区带检查，内脏皮肤反应区检查，经筋病灶诊查等。

（二）壮医摸结查灶的诊查顺序

患者一般取卧位（仰卧位或俯卧位），还可根据需要取侧卧位。医者在询问病史和体格检查的基础上，再进行经筋查灶法诊查。

全身性查灶，诊查顺序一般是从头部开始，延及颈、肩、胸、腹、背、腰及四肢。通过初次探查，主要了解患者整体经筋病变的基本情况，然后对经筋病的重点病区及继发连锁反应形成体征的部位进行详细诊查，以全面查出明显及隐伏性的阳性病灶，并做好摸结病灶所分布部位的记录，为进一步实施"消灶"及"解锁"提供准确、可靠的依据。

局部查灶，则只需要在患者患病局部及周边和可能累及的肌筋进行诊查即可。

（三）诊查的具体方法及技术要领

1. 具体方法

壮医摸结查灶法主要是采用手触诊查法。医者两手密切配合，左手着重协助固定诊查部位及提供诊查之方便，右手根据所诊查部位的生理形态、肌筋的厚薄及层次、正常组织的张力、结构形状等情况，分别运用拇指指尖、指腹及拇指与四小指的握合力（即指合力），构成主要探查工具。同时，运用指力、撑力、腕力、臂力及肘力协调配合，对要进行诊查的区域，进行浅、中、深层次探查，即由浅而深、由轻而重地，以循、触、摸、按、切、拿、弹拨、推按、拔刮、钳掐、揉捏等手法进行梳理探查。通过正常与异常的触觉进行对比，结合患者对手法探查所表现出的反应，可以识别阳性病灶是否存在及其表现特征，还可以识别病变部位所在及其与周围组织的关系等，以确定阳性病灶。对于一时难以辨清的病灶，需进行反复探查，或会诊检查，或特殊检查以便确诊。对可疑的细菌性感染、病毒性感染、恶性病变等异态病灶，要及时做出相应检查（X线、CT等），以确诊鉴别。

2. 技术要领

壮医摸结查灶法的技术要领是：第一，要对诊查的部位、区域的生理结构状况熟悉，才能心中有数，手下游刃自如。第二，要充分发挥拇指指尖及指腹的灵敏作用，并合理发挥指掌及指合力的功能及作用。第三，必须双手密切配合，经过触摸、查找，能及时、准确地发现和辨认出阳性病灶及其准确位置。第四，要具备识别真假阳性病灶的能力，即通过触摸、诊查，将查出的"病灶"进行真伪辨别。第五，将查出的经筋病灶阳性体征，用经筋理论进行指导，推断疾病形成原因及性质，进而确认疾病的本质，为进一步确立治疗原则和治疗方法提供依据。

第二节　壮医经筋病灶的特点和特征

一、壮医经筋病灶的特点

根据壮医经筋病灶的特点，经筋病灶高发区也有点、线、面和多维四大特点。

（一）经筋病灶高发点

首先，在临床实践中发现，肌筋的起点、终止附着点（古壮医称为左右尽筋头）及肌筋的交会点，常常是经筋病灶的高发点。例如，腓肠肌肌筋的承山交会点、髂肌与腰大肌肌筋于腹股沟（冲脉处）的交会点等。其次，肌筋的力学受力点也是经筋病灶的高发点。例如，肩胛提肌肌筋2~4颈椎横突点、颈侧受力点及肩胛骨内上角点。游离骨质点也是经筋病灶高发点。例如，腰三横突、颈二横突、第12游离肋端、剑突尖端点等。骨粗隆部位，如肱骨粗隆、肱骨内上踝、外上踝及股骨内外踝等，也是高发点，在这些部位均可诊查到筋结病灶点。

（二）筋结病灶高发线

人体的骨缝沟、骨缝线是经筋病灶的高发线。例如，颞上线、项上线、颅骨人字缝、冠状缝等。经筋循行路线上也可以诊查到连锁反应型病灶。例如，手太阳经筋循经的头颈侧 – 肩背－臂肘－腕部的线性灶、足阳明下侧腹－中腹－胸－颈部的连锁反应病灶等。一般情况下，沿着十二经筋的循行路径，均可以查到相应的线性型反应筋结病灶。

（三）面性型反应病灶

面性型反应病灶，系指在同一平面可查到多经并病的病灶。例如，在手三阳经所循经的颈、肩、臂部位，常可查到三经并病的阳性病灶。

（四）多维性型反应病灶

多维，系指具备两个层次面以上的物理像结构，它构成物质的立体感。人体的构形，有前后左右四个侧面，呈扁圆形构体。肌筋在机体动态活动过程中，多发生左与右和前与后既是拮抗、又是协调统一的动作，故肌筋损伤存在多维性并存的客观规律。经筋疗法依据上述原理，在诊查经筋病灶时，要确立多维性的查灶消灶方法。例如，腰痛患者既要进行腰部及腿部局部性和线型性病灶阳性体征的诊查，也要对患者进行腹股沟及腹部深层"缓筋"的查灶。又如肩周炎患者，经筋疗法不仅把目光集中于肩周的局部体征诊查，还应对其颈、肩、臂的连带关系，依次进行前后上下四维摸结查灶及多维系列性"解锁"。

二、筋结病灶的形态特征

在筋结病灶的临床诊查过程中，首先要对高发病区域进行诊查，然后对病灶连锁反应区、线进行逐一诊查、排查；在此基础上，再对多维病灶进行诊查。这个诊查过程，是常见筋结病灶的诊查方法，诊查的正确与否，会严重影响临床疗效和治疗效果。

在诊查筋结病灶之前，首先要了解经筋阳性筋结病灶有哪些形状特征特点。筋结阳性病灶，是经筋组织在病理状态下的生物体态变异。因此，筋结阳性病灶形态特征的形成，应具备在原经筋组织生理形态基础上形态改变这一特点。临床可以通过"知其常则知其变"的正常与变异对照比较，进行识别和分类。

筋结病灶临床表现，多因人、因病、因经筋组织成分之不同，而有所差异，但它具备可查及的形征。一般情况下，筋结病灶有如下表现形式和形态特征。

1. 粗糙状病灶

粗糙状病灶是筋结阳性病灶的一种表现形式，临床较为常见，好发于经筋组织活动度较大、受磨擦损伤较多的部位。例如，腕关节的桡骨茎突远端、上胸胸肋关节附近，硬、软肋骨衔接处的筋膜等，单调固定体位的职业病患者、超阈限活动量较大运动员、部队战士及体质较弱的妇女等常见阳性筋结病灶。在患部诊查，可触知患处经筋组织呈粗糙样病态形征，用切拨法及指尖按旋法诊查易于查出；切按时，医者的触感同患者病态异常感觉相吻合。粗糙状病灶临床多处于隐蔽状态，患者常以其他症状为主诉而就诊，临床上易造成误诊。X线、CT、B超等检查对本病灶的分辨力较低，多不作为阳性体征进行报告，成为临床诊疗的误区之一。

2. 增厚型病灶

增厚型病灶系临床常见的筋结病灶之一。其临床表现为经筋病变部位组织增厚，疼痛明显，反复发作，迁延不愈；急性发作期多伴随局部组织发生水肿，以至反应性轻微红肿。患者常以明确的定位病症求医。主诉的起病成因，有挫伤、跌仆及撞击病伤史等，亦有自身不明其起病原因者。病程较长是本病型的一般共同点，好发于头部、胸廓、肢体远端及关节周围。用指尖切拨法诊查，可查出局部经筋组织增厚、硬度增加，以至局部隆突、周围水肿等。病灶面积较大者，在查及增厚型病灶的同时，尚可检到索样型病灶。增厚型病灶，除了局部疼痛、功能障碍等之外，临床上常因其所处的不同部位，产生牵涉性反应等多种不易察觉的症状。

3. 微粒样病灶

微粒样病灶呈芝麻状、绿豆样大小，好发于微小关节周围，浅而薄层的肌筋膜机体部位。例如，指指关节、腕关节伸侧的骨性小关节，桡骨茎突远端及足跟关节周围的骨小突等，多系微小筋膜及微韧带附着点损伤所形成的筋结病灶，是造成关节炎混淆致因之一；筋膜性的筋头结灶，好发于颞筋区、颈项筋区、胸腰筋膜区及大腿外侧的阔筋膜张肌、胫前肌筋膜区等。

4. 颗粒及结节型病灶

颗粒及结节型病灶的大小，如黄豆、花生米、蒜米、蚕豆样不等，好发于微小的肌性组织及尽筋头的附着点，如大皱眉肌、小皱眉肌、跖肌等；股内侧肌及股外侧肌于膝关节附近的尽筋头附着点；肱桡肌肌腱于桡骨远端的茎突附着部位等。肌肉及附着于骨性组织的膜性筋膜，皆有可发生附着点的筋结病灶，但其疼痛症状导致患者主诉者，多在远端的尽筋头，是中医所称着痹及西医学所称骨性关节炎的常见致因之一。

5. 线样及竹小片状病灶

线样及竹小片状病灶细长。细者，若丝线样；稍粗者，若小竹片状；亦见呈小索样型病灶。好发于颞筋区、后项浅筋膜、胸骨体前正中线、颞上线及人字缝等；腰部肋脊角及其附近，也是本病灶形征的好发区域；颈背及后上胸至肩前的线样病灶，多由斜方肌的肌性组织形成，成为颈肌肌纤维炎的伴随病灶；后下胸的小片状病灶，常由所在部位的肌筋膜非菌性炎症所形成；额筋区的细长型病灶，多由所在部位筋膜及部分血管的质变发生。

6. 索样型病灶

索样型病灶如索样，较长而弦紧，多在皮下触及，好发于腹部脐下"五皱襞"、腹白线、半月线及腹侧；腹部的索样型病灶，常于肌筋膜联合部位查及，与筋膜联合的构形比较相称，但其正常质地产生了显著改变。病灶增厚、挛缩、弦紧及异常的触压疼痛，导致浅层腹痛，腹筋疼痛是成为腹痛的原因之一。腹侧的索样型病灶，多好发于膜性的肌束，以腹外斜肌的病变较为常见，其上结于下胸胸肋部致痛，常与肝胆综合征产生混淆；其后下肋弓的"筋结"，常成为腰痛连腹的成因之一。肢体远端的索样型病灶，多见于相应的肌性、筋性及肌腱病变，于相应筋腱查灶，可获得有效查明。

7. 结块型病灶

结块型病灶是机体常见筋性阳性体征的一种类型。好发于骨骼肌筋膜、肌束膜、肌腱及肌间膜等损伤部位，根据原组织形态及损伤程度，其形状大小存在较大的差异，小者如黄豆形，中等者若马钱子、小板栗等；粗大的结块呈鸭腿型、扁圆及长块型等，类似于西医学的肌纤维织炎、肌凝块症等病理特征。此外，还可能存在部分滑液囊及脂肪垫的参与。结块型病灶的硬结块灶多呈点－线－面及多维性分布，其中足太阳经筋所循经的腿后侧及腰背脊椎两侧，足少阳经分布于侧身的肌筋，一般较易查到其不同程度的阳性体征，并且多呈现颈点、肩点、腰点、臀点、腘窝点、承山穴等重点区域性筋结。软块型病灶常好发于头部，成为许多头晕头痛的致病原因之一。局限型肌筋病灶，常有多种肌筋性综合征的临床体征。例如，冈上肌的结块，可成为临床冈上肌综合征的症状及体征表现。广泛型肌筋结块，临床上常可导致全身性症状出现。例如，可出现疼痛综合征、紧张综合征、慢性疲劳综合征等。

第三节　经筋病灶的诊查

我们在经筋病灶的临床诊查过程中，特别要注意的是，对高发病区域的重点诊查，同时也要对病灶连锁反应区、线进行逐一诊查和排查。在此基础上，再进一步对多维病灶进行诊查。这个诊查过程，是经筋病灶诊查和治疗的关键所在。

一、常见经筋区域病灶的诊查

常见经筋区域，即是经筋查灶的常用诊查区域，是临床重点诊查的高发病灶区。一般分为广泛性伤筋及局限性伤筋两种进行诊查。广泛性伤筋者，要在身体多个部位的经筋区域进行诊查；而局限性伤筋者，则在局部进行诊查。

经筋区域的诊查，是摸结查灶法的基础；正确选择经筋区域，对经筋病的治疗具有重要意义。临床要根据经筋病的演变规律，顺藤摸瓜，将原发性、继发性病灶及病变区域，逐一进行诊查。例如，偏头痛患者，除了对头部眶膈筋区、颈筋区及枕筋区进行诊查以外，同时应把颈肩部的经筋区域列入查灶范围一起诊查，常可发现颈肩部的伤筋牵连头痛阳性病灶，从而可以确诊筋性头痛，并运用正确的施治方法。

在经筋区域查灶时，要特别注重对经筋起止附着点、交会点、狭窄点、成角点、拐弯点、磨擦点、受力点及应力点等进行诊查；而且，对经筋循入的溪谷、凹陷、缝隙等，要循着筋线的延伸方向加以追踪诊查，力求查出隐蔽状态（或者深层经筋）的阳性筋结病灶。例如，头部眶膈筋区及额筋区之查灶，要对鼻骨内侧的上颌额窦，同泪骨之间的小筋膜，及眼内眦的肌筋进行细致地切拨探查；然后将指合力的拇指尖，向眶内上角探查大皱眉肌是否也隐藏有筋结病灶；再把拇指尖沿着眶上沿，于眶上沿的中部及末部，探查眶沿的结灶；查完眶上沿后，再继续往攒竹、眉间印堂、眉弓、瞳子髎及丝竹空等经筋循行线进行诊查；查完后再移向颞筋区进行查灶。

（一）颞筋区查灶

颞筋区是头部颞侧病灶高发区域，该区的肌肉短小、筋膜丰富，形成薄而弦紧状态。宜采用拇指尖切拨的查灶方法。一般先从颞窝开始进行诊查，用拇指腹揉拨法，对颞窝、小皱眉肌等进行诊查，顺向耳前探索；然后对前颞肌、后颞肌、耳肌及颞筋膜进行诊查。诊查颞肌时，应从颞上线开始，沿着骨缝沟，探查颞肌附着；发现结点后，将指尖的半月形指甲尖置于同额肌呈垂直切角，行切拨手法，将颞前肌、颞中肌、颞后肌及附属肌筋膜的索状病灶查清。按照力学原理，颞区自上而下，常发现颞前、颞中及颞后三个索状病灶的阳性体征，呈降落伞索状分布，由上而下地向颧弓深层集结。对于老年人及颞筋区呈现气滞血瘀者，应进行颈筋区脉管状况诊查，常可发现颞区浅层脉管异常变化，如脉管体积增粗、充盈度增加、管壁硬度异常等。若属于颈三角少阳经枢转失调所致，颈肩部肌筋郁结，可通过理筋法疏解头颈部的少阳经脉，以获得满意的临床疗效。

（二）颈肩筋区查灶

颈肩筋区查灶主要运用"弓钳手"的揉捏法、钳掐法及按揉法等手法诊查，对整个颈部、颈肩部、肩部等区域进行逐一诊查。

（三）背、腰、臀、腿、肌筋丰厚区的诊查

背、腰、臀、腿、肌筋丰厚区主要采用掌力及臂肘力的按压法、切拨法进行诊查。要在查明经筋"各有定位"的病灶基础上，即查清"病灶点"之后，继之对经筋病灶线及病灶面进行系统性查灶。例如，枕颈后侧肌筋的阳性病灶，多同时伴存肩部冈上及冈下、夹脊部、腰部、臀部三线病灶、大腿三线病灶、小腿部的经筋病灶，以及脚踝部经筋病灶等远程线性病灶形成，故需进行线性及面性查灶，以系统了解病灶的分布情况。

（四）胸腹经筋查灶

胸腹经筋查灶主要运用"弓钳手"对胸腹壁的肌筋、关节等进行诊查。常见的阳性病灶好发于胸大肌、胸小肌、胸外斜肌的起始附着点，腹直肌起始点、腱划，以及腹白线、半月线、腹肌同肋弓交叉点及脐下"五皱襞"；骨与骨间的衔接部位，如胸锁关节、硬软肋之间的衔接部，以及剑突、游离肋端等，也是阳性病灶的好发部位。

（五）腹部筋区的查灶

腹部筋区的经筋查灶，是壮医经筋腹部诊查的重要内容。腹部经筋查灶的诊查对象，是腹部皮下的肌性经筋组织，以及筋膜组织病变反应所形成的临床形态特征。故腹部经筋查灶，应在医者对患者进行常规医疗体检后进行。腹部经筋查灶，要对前腹及后腹腔的肌筋进行检测，分浅、深两个层次进行。

按四线九区划分法分别进行探查：①分区查灶，要善于运用指合力的拇指指腹，发挥指尖的灵敏度，将四指并拢，构成与大拇指的弓钳形手置于腹壁，四小指做固定式地发挥弓形手的握力作用，使大拇指的指腹及指尖发挥揉抹、节按、弹拨等检测作用。②前腹壁诊查，患者取仰卧位，医者充分运用弓钳手拇指尖及指腹的敏感，对浅层腹部肌筋进行抚触与轻揉，以了解腹部的大体情况及患者对壮医经筋腹部诊查的反应，继而进行分区域性查灶诊查及深层查灶。

腹部诊查的具体方法是：拇指尖诊查时，宜将半月形指甲尖置于与肌筋的行走方向呈垂直，以提高其分辨力。当发现腹部线型病灶时，应追踪随检至其始末；发现颗粒型或块型病灶，要运用适当变换手形的诊查方法，以查明病灶的阳性形征特点。壮医经筋腹部诊查的主要对象，是腹部肌性组织、筋膜组织及机体在成长发育变迁时期的遗留痕迹物等，诊查其是否产生了生物形征变异，即是否已经形成病灶。

壮医经筋腹部诊查的重点，是"三肌三线"及"五皱襞"的诊查。在诊查时，应依据筋结及异常疼痛，对"三肌三线"及"五皱襞"等重点经筋组织进行诊查。

常见的"三肌三线"及"五皱襞"结痛点分布规律，通常呈三肌、三线、五皱襞病灶分布。

1. 腹部三肌病灶

腹部三肌病灶是指腹直肌、腹外斜肌及腰大肌所形成的腹部肌性筋结病灶。①腹直肌，是指位于前腹壁，起自肋弓，止于耻骨联合，跨越前腹壁的肌群，是收腹的主要肌肉。腹直肌的劳伤病灶，好发于起始点附着点的尽筋头、肋弓切缘、第一腱划形成的肌波、两脐下外侧（尤以左侧为甚）等处。病灶多呈结块型，亦有浅层的颗粒型，触诊时坚紧而疼痛异常，是肌性腹痛的常见致因。②腹外斜肌，是指位于两侧腹浅层，上部肌起于第 5 至 12 肋骨表面，向下融合于腹腔筋膜及腹股沟韧带。由于腹外斜肌呈斜行性，肌鞘及肌膜丰富，活动度大，故较易受

损，是肌质性病灶形成的好发部位。腹外斜肌的病灶，好发于起始附着点、肌索及与肋骨形成的交角点，是肝气郁结、原因不明的胁痛、侧腹痛、下腹痛及侧腰痛的常见病因。③所谓腰大肌，壮医称之为"腹缓筋"，是指位于腹后腔腰椎两旁，起自腰椎体及横突，下肢髂窝与髂肌合为髂腰肌，止于股骨小转子的肌群，是强大的提大腿肌。由于其具有行程长，受力大，单独鞘膜，肌质内含有六条躯体神经等特点，是临床常见的易损劳伤肌筋。但由于其所处位置较深，触诊不方便，仪器检查又缺乏特殊性分辨力，故其损伤病症多易被忽视，是腹痛、腰腿痛的常见隐蔽致因之一。

腰大肌的肌筋查灶，是壮医经筋腹部诊查的重要内容，一般采用四点两面的诊查方法，即在腰大肌试验阳性的基础上，分别以腹点、腹股沟点、侧腰点及腰背点进行查灶。

腰大肌的腹点诊查，患者宜取侧仰卧，双腿屈曲，医者双手协调，从脐部外侧腹，由浅而深，运用揉拨手法，令拇指指腹逐渐靠向腰椎体外侧，对其腹段肌质进行诊查。在患者的协作配合下，常可触诊到腰大肌的结灶形征。腹股沟点诊查时，患者取仰卧位，医者先从腹股沟三角触到股动脉的搏动位置；然后将诊查指尖移向股动脉外侧，于上下左右的循拨手法中，探查该肌的腹股沟段结灶状态。该段腰大肌经筋病灶常常与其病情呈正相关，即结灶大小和病情轻重呈正比关系。

腰大肌的侧腰点诊查，患者取侧卧位，贴床的下肢伸直，另一侧下肢呈屈膝，侧身向前俯卧，使膝关节内侧面着于床面，医者运用双手指掌的掌弓握力，用拇指指腹于腰三角向深层探查，常可在竖脊肌外前腰侧查及腰大肌、腰小肌的侧面病灶筋结状态。

腰大肌的腰背点探查，患者要取侧卧位，常于腰脊、侧腰、胸腰筋膜点，通过竖脊肌向深层的传导作用，进行间接探查。多运用肘尖按压进行探查，如果其起始部发生损伤，肘尖探查点所探及的部位，患者会有疼痛反应。

2. 腹部经筋三线

腹部经筋三线是以经脉及经筋循行线路而言，分别归属于任脉、足阳明及足少阳的经线所辖。任脉线位于腹正中线，上下通达，恰与腹白线重合，其病灶筋结点，自上而下好发于剑突根、中脘穴、梁门穴及脐上1寸，多数呈结节型病灶；亦可见呈短线椭圆形筋结者。这些都不是手术所遗留的，可用切拨法诊查，以识别出明确的病灶界限。医者在进行病灶切拨时，患者局部会有异常疼痛感，与医者拨动病灶的举动相吻合。足阳明经线及其互为表里的足太阴经线，似呈浅性的筋膜线，与腹部深层的肌性线"缓筋"形成表里对应关系，腹部的半月线构成腹壁第二线性病灶高发区线。半月线的阳性病灶好发于其同肋弓所形成的交角处，脐水平的外侧大横穴及下少腹。足少阳经循行于腹侧的线路，大致与腹外斜肌的膜质索重合，形成腹部三线性病好发区域。其筋性病症，病灶位于第10肋弓与第11肋之间，上则向侧胸胁延伸，向下斜向下少腹，呈条索样型病灶。用抓拿手法，可将这一索样型病灶提起。

3. 下腹五皱襞线

下腹五皱襞线是脐下正中皱襞线、脐内侧皱襞线（双）及脐外侧皱襞（双）的合称。其病灶呈索样弦紧，下腹部在疼痛期，可明显触及线型结索病灶，其质地变硬，索样形征突出，呈现异常的触压疼痛。

二、腰三角肋弓窝肌筋束劳伤经筋查灶法

腰三角肋弓窝，是指该三角肋脊角形成的多层次肌筋集结部位。由于该部位的成角关系，

躯体转动活动时，肌筋易于受到损伤，常成为腰痛的致因之一。查灶时，患者取侧卧位，医者运用指弓钳力，对肋角面上肌束行掐扣手法。可查找到（钳到）团块样的肌筋劳伤病灶，病灶自上窝角处向下侧腹延伸，逐渐形成索样型病灶。其肌筋组织属胸腰筋膜，与腹外斜肌外后股的肌质融合组成。其根部病灶（结灶）起于第 12 肋骨根部后内侧，沿该肋下向侧腹延伸。根部的筋结团块显著，多呈肌凝块状，但体位不当，甚难触及，一般能够触及的条件是：明确解剖组织结构；诊查右侧时，令患者尽可能向左侧旋体，构成肋角顶尖部的充分暴露；医者以弓钳手四小指合拢，掌尖向下，构成反勾式自内向外钳掐的方式，并进行弹拨地分辨，可将病灶查明。

三、多维性病灶的诊查

病灶面及远程线病灶的躯体拮抗面，即三阴经与三阳经拮抗分布，是临床上多维性病灶形证的好发部位，多由阴阳多经并病所形成。经筋查灶法，注重了多维性的经筋病灶发生，并建立了多维查灶及多维系列解锁的诊查治疗方法。临证中，颈胸痛角及腰腹腿（臀）三角就是典型的多维面，故颈胸痛角及腰腹腿（臀）三角的病灶就是多维性病灶；对颈胸痛角及腰腹腿（臀）三角的病灶的查灶方法，就是多维性病灶诊查法。

颈胸背三角多维性病灶诊查：以颈为中轴，颈侧肌分别斜行，并附着于上前胸及背上胸，呈三角形的两条不等边，肩关节间接联系于三角形底边的外侧。这种构体，称为颈胸背三角关系。无论是头颈部转侧及肩部的活动，都直接或间接地以颈部为轴心，产生牵拉应力点的损伤。因此，颈三角肌筋损伤多同时并存。颈三角最常见的损伤肌筋是中斜角肌、颈部斜方肌、肩胛提肌及冈上肌。

诊查时，宜用三角关系的多维性诊查。腰腹腿三角关系：由于脊椎"腰曲"段向前弯曲角度较大，腰脊前三肌（腰大肌、腰小肌及腰方肌）、腰背三肌（腰髂肋肌、腰最长肌及棘肌）与臀部的臀大肌及梨头肌等，三者共同构成腰腹腿的不等边三角形关系，这种结构形态，无论是腰部的向前向后活动，以及臀腿的屈与伸，都直接或间接地影响这个三角区的三个边。因此，腰、腹、腿三者的阳性"结灶"体征并存，且三者的病症形成互相联系又互相制约的关系，故将其称为腰腹腿三联征，它是多维性经筋病灶的常见区域，也是机体动态活动因素所致经筋病变的好发部位。

经筋多维性病灶诊查，除了对腰、臀、腿的诊查外，还需要对腹部的"缓筋"进行病灶诊查，以免有所遗漏，影响临床疗效。

四、经筋摸结查灶法的作用

经筋摸结查灶法在壮医治疗经筋疾病的临床运用中具有重要的地位和作用。具体来说，经筋摸结查灶法有如下作用。

1. 经筋摸结查灶法，是指在明确经筋病症具有单纯型的筋结病灶及穴位点的基础上，深入查明复合型的经筋穴位，具有点 - 线 - 面 - 多维性的特点，这为筋结病灶的治疗确立了由点的局部治疗，发展成为点、线、面及多维性的整体施治，从另一个层面，说明了壮医天、地、人三气同步的观点和发病机理。此外，在临床运用中，通过对经筋病症的诊查和施治，不仅能将原发性病灶与继发性病灶并治和消除，而且能收到标本同治的临床疗效。

2. 经筋摸结查灶法揭示了经筋病症临床表现具有多种特性，如结灶性、瘀滞性、累及性和累及演进性、牵涉反应性、收缩性和收缩失均性、致疲劳性或紧张性、隐蔽性、压迫性、症状类似性等特点，能解决其他学科一些诊断不明的病症及临床所出现的诸多不明原因的症状诊治问题，对推动传统医学的发展起到了积极作用。

3. 经筋摸结查灶法的应用，不仅揭示了多种难治病及病因未明的疾病存在有经筋病变的致病因素，而且对医治疑难杂症也有一定的临床疗效。

第四节　常见筋结病灶的阳性体征类型

壮医临床上，常见的筋结病灶的形态体征有 16 种类型，具体介绍如下。

(一) 增粗增厚型

本类型病灶在触诊时，会察觉筋性组织变粗变厚的体征形态。病灶所处位置较表浅，常见于头皮皮肤、下肢腓骨质侧的肌腱膜上、膝关节胫侧副韧带与肌侧副韧带上面。在增粗增厚型病灶中，可以触及微粗型的病灶。这一类型的病灶，常见症状是局部发紧与酸胀、酸软乏力等。

(二) 微粒型病灶

微粒型病灶的病灶体微细，如芝麻、绿豆样大小，触诊拉直时，病灶可分为质硬和比较柔软者两种。质硬的微型病灶，好发于指指关节背侧及足趾、足跖背侧，属于骨性组织籽骨及副骨的病灶体。由于籽骨与副骨都有微筋的附着，医者诊查时，应在查及骨性组织的基础上，顺着微骨的顶点，向关节近端，循查其微筋病灶。微粒型较为柔软的病灶体，好发于肌膜、腱膜及躯体的浅层筋膜上面，这是一种数量很大、分布广泛的病灶，病灶体积的大小可因原发组织、病变程度不同而有所差异，但只要运用得当的掌功手法，不仅能够在局部查明病灶体的形态特征，而且可以辨别其组织来源。例如，在肌膜上查到微粒型病灶，这时可以判断它是"肌梭"的病灶；而在肌腱中查到的病灶，则可以认定为"腱梭"病灶；由浅筋膜查到微粒病灶，可以认定为浅筋膜或副韧带的病灶。上述较柔软病灶，是由两种组织成分联合构成：一是膜性组织，二是运动神经的神经枢纽。由于神经支配肌肉、肌腱及筋膜活动，两者之间必须构成物质组织的联合结构，有了这种联合组织结构，运动神经才能支配肌肉、肌腱及筋膜活动，以适应人体需要。

(三) 颗粒型病灶

颗粒型病灶大小如玉米、花生米样，也有像玻璃珠样的颗粒病灶。病灶表面较坚实，实地较硬，触诊时形态范围清楚，多种稍微隆凸的形态病灶与其相连的组织之间相互联系。颗粒型病灶常发生于横纹肌的"尽筋"上面，即肌肉的两端附着点上面，壮医经筋学多称之为肌肉的 A－B 点。人体共有 206 块骨头，187 个关节（包括动、微动和不动关节），647 块肌肉。由于肌肉是人体生息劳作及活动动力源的主要提供者，故肌肉两端附着的 A－B 点劳损，在临床上十分常见。由于目前中西医对于此都没有较好的诊断方法，相关检测等也都未能给出确切诊断，而肌肉 A－B 点劳伤在临床上又缺乏特殊的阳性体征，故本类型病灶长期隐伏于肌体，容易形成人体劳伤总的潜伏病灶点。

肌肉 A－B 点的劳伤，还可以引起肌肉的肌膜、肌群等发生劳伤病变，故对肌肉 A－B 点的筋结病灶要有足够的认识，在临床诊查时，认真、细致查灶，及时发现，及时治疗，对有效防治该类肌筋疾病有很大帮助。

（四）线状型病灶

线状型病灶形态细小，如粗线一样，长短不一，触诊时可以察知病灶，从一端附着点向另一个方向延伸。例如，颈质侧左右两侧在颈椎横突的后沿，可以触及线状病灶线，从颈部向头部延伸，是颈神经纤维向头皮肤分布的一种方式，触及病灶线体时，其反应比较敏感，可从后颈的颈部向头部呈放射性反应。这种病灶发生病态时，常出现头皮疼痛或麻木的异常感觉。线状病灶尚可于头部颞区查到，在颞区最容触到线性病，触诊时病灶微细如线样，由颞部向眼外角放射，它是引起偏头痛及眼外角不适的常见致因。由于线性病灶属于神经纤维组织，一般不宜触诊过重，以免在针刺时损伤这些病灶。

（五）片状型病灶

片状型病灶呈竹片样大小，质地较坚实，长短不一，在一个区域内，片状型病灶可呈节段性分布。例如，在人体胸背及腰部左右两侧，可触到自棘肌伸向胸腰后棘突的片状型病灶体。片状型病灶多由筋膜性组织及微小韧带组成。人体的片状型病灶很多，它多于肌肉与骨之间，或在关节的结构体上触及。例如，在神经官能症的患者身上，可于其胸前的胸锁关节和胸肋关节、胸骨体的正中线上，查到有片状型病灶。此外，于左肋弓的软骨上面，也有片状型病灶，只要这些病灶出现病变性病理反应，患者便可出现"心胸相引"的症状。片状型病灶比较顽固，一是其数量很大，二是缺乏针对性的消灶方法，它很难自行消散。由于 X 线、CT 等对片状型病灶缺乏特异性的诊断方法，片状型病灶在临床上常成为多种病因未明难治病的筋性疾病致病因素。此外，壮医经筋研究发现，背部片状型病灶是造成早期驼背的主要致病因素。其致病机制是：机体本身有一种保护骨质免受疼痛的自卫行为，由于片状型病灶是从背肌的肌筋膜延伸到脊椎后棘突物质，于是人体便以肌筋的自身收缩来减轻后棘突疼痛，出现背部肌群向后隆凸的现象，客观上便形成驼背的表现，俗称"罗锅"。这种肌筋性的驼背，在病变发生早期，只要把联系后棘突的病灶消除，背部肌筋自身收缩的病理状态即可获得恢复松弛，功能也得以恢复。

（六）小索样型病灶

小索样型病灶好发于斜方肌肩段及背段的肌质上，如在人体的肩前区，用掌功手的诊查方法，即可在肩前发现斜方肌形成三条小索样的病灶，病灶革质样变化，其中有一条革质索，特别坚硬，触诊时其革质平滑，有明显的触痛感，但多处于隐蔽状态，患者并不发觉该处存在病变，只有医者在触诊时才显示出来。斜方肌背部索样型病灶呈斜行分布，于背胸第 12 肋伸向肩胛冈。由于斜方肌处在人体最浅层，故为患者受凉和过劳的发病因素。

（七）粗索样型病灶

粗索样型病灶其形态似粗索，较长，较粗大，一般呈端直行走，也有呈弯曲走向者，既可见于机体及肢体的较浅层部位，也有深伏于较深的部位，常见组织结构是条索样的肌肉，如竖脊肌中的棘肌，上肢前臂的伸肌；尚有较粗的肌腱，如腓骨长、短肌的肌腱，肩胛提肌的肌腱等。粗索样型病灶病情隐蔽，查灶时可见肌囊膜或肌腱，呈条索样病变反应。

（八）团块样型病灶

团块样型病灶,乃是查到病灶呈现为一团个体的病灶。病灶大小如雀蛋样,于局部隆凸,触诊时手感突出。团块样型病灶好发于肌肉的肌筋膜,由于肌筋膜发生慢性积累性的劳伤所致。凡是劳伤的肌肉,都可以呈现出这种类型的病灶。例如,大腿前侧的股直肌,其劳伤发生后,可于股直肌的远端向近端诊查,便可于髌韧带之后,连续出现3~4个团块样的病灶,病灶坚实,肌膜紧缩,表面光滑,肌质变硬,是该肌肌膜及肌质同时发生劳伤病变的体征表现。又如,小腿外侧的腓骨长肌及腓骨短肌,当其劳伤时,便可于其所处的部位,触诊到3~4个独立团块。至于团块样病灶出现的症状,多以痹证及痛症的表现为主,严重者可伴发肢体活动功能障碍。对于肢体功能障碍,临床上不应只考虑是由于神经障碍所引起,同时也应考虑是由于肢体肌筋的因素,即经筋病症所引起的。

(九)梭样型病灶

梭样型病灶好发于梭状肌肉,如冈下肌及大圆肌等。病灶呈梭状,一端较大,另一端较小,属于肌肉劳伤的一种表现。发生劳伤的肌肉肌膜痉缩,在梭型病灶上可以触诊到肌肉的A-B点,以及肌质、肌腱及肌膜的变异病灶。这些病灶随着劳伤程度的变化,出现多种形态的"灶中灶",即病灶之中又有病灶,诊查时,要善于认识"灶中灶"的所处位置,因为"灶中灶"是这群病灶的主要劳伤点,它对神经的卡压最为严重,将"灶中灶"的病灶消除,即可获得对优势病灶的解除,呈现立竿见影的临床疗效。

(十)结团块型病灶

本型病灶系指多块重叠的肌肉所发生的病症而言。例如,小腿后侧中段就有腓肠肌,为目鱼肌、胫后肌、屈趾总肌等肌肉集群。这些肌肉同时发生劳损,便形成结团块病灶,从而使小腿后侧形成结团的硬结体征。结团块型病灶的临床表现:症状突出,它可使患者感觉到小腿如被绳索捆绑一样,既不舒适,又行动不便,但进行相关检查,多为阴性的体征反应。这是由于肌筋虽然发生了病变,但人们缺乏相关认识所致。另外,虽运用医疗仪器检查,但医疗仪器及相关化验也呈阴性反应,故本病多被视为不安腿综合征及病因未明疾患。经筋疗法,凭借其对本病发病机制的认识,运用手式扫描诊查法,可在患部查到筋结病灶阳性体征的存在,于是能够确诊,然后运用理筋消灶的新型治疗方法,可获得治愈。

(十一)薄块样型病灶

本型病灶常见于头部前侧正中入发际头皮组织所形成的病灶。病灶较薄,形成方块状,但形态清楚,触诊时可见病灶体,厚薄比较均匀,质地稍结硬,触感明显,但不疼痛,无外伤病史,无脱发现象,患者多伴有头晕头痛、入睡欠佳、记忆力减退等症状。这种类型的头部病灶,若医者认真诊查,常于患者的左侧,可发现冈下肌群存在明显的筋结病灶。由于目前人体筋性病灶尚缺乏有效的检查方法,患者多被诊断为神经衰弱、慢性疲劳综合征等而久治不愈。对于查明阳性病灶的患者,予以消灶解结的理筋疗法,效果显著。

(十二)塌方样型病灶

所谓塌方,是形容病灶犹如山岭的局部性倒塌,使病灶出现的局部形状改变相当明显,以至经脉循行通道被塌方的土方阻闭,交通受阻的人体肌筋出现病理改变的现象。例如,人体的股内侧肌,当其形成塌方式的病灶时,不仅该肌的腿裂孔受到阻闭,而且患者同侧冲脉下温足胫的功能也被阻闭,于是患者肢体会发生肿胀,出现冰冷等症状,会出现不明原因的下肢软瘫,或出现同侧膝关节肿痛,久治不愈。

（十三）波动型病灶

本型病灶好发于头顶部，病灶早期局部仅有稍微隆凸，日积月累，病灶可像雀蛋样大小，其内瘀血，用针刺破皮，血液溢出，患者反而觉得非常舒适，这属于减压法的刺治，由于瘀血过多，病灶内压增高，患者觉得局部明显不适，但又不理解病灶为何产生，医者未加妥善治疗，故病灶拖延日久，以至局部发生肿胀为患。本型病灶属于头皮静脉瘀血的血脉型病灶。

（十四）静脉屈曲型病灶

本型病灶好发于老年人颞部，病灶形成静脉屈曲状的形态，触诊时局部触到质地变硬的静脉网块，外观可见屈曲的静脉，迂回于耳前颞区，患者多伴发头晕头痛、局部不适等，用放血疗法，局部病灶易于消散。本型病症患者多同时伴有颈肩部的"筋结"，应加以调理。

（十五）板机型病灶

板机，即枪支扣发时，枪响打出子弹的枪支零件。以板机作为病灶的一种类型，来表达病灶的特点，是指这类病灶具有一触即发的特性。板机型病灶常见于人体颈前区的病灶，包括舌骨、甲状软骨、气管环等组织，于某次患上呼吸道感染之后，经治疗病症消退，但颈前区的板机病灶并未消散，于是当患者再次患上上呼吸道感染时，陈旧的病灶首先发作，并引起一系列病情及病灶同时发作。板机病灶的体征差异性较大，多呈微粒状的病灶体，可于舌骨外侧、甲状软骨外侧和气管环的组织结构上查到躯体上的板机病灶，常于颈部、肩胛冈、背部、腰部及下肢等处查到。板机型病灶同经筋筋结病灶在体征形态上无明显区别，但在机体反应及病灶触诊反应上存在明显差别。

（十六）瘀血样型病灶

本型病灶内有瘀血，瘀血积蓄较多者，局部呈肿块，触之有波动感，多见于女性头皮皮下瘀血，形态小者仅可触知，形态大者刺之血溢也；血出之后，患者主诉有舒适感觉；较常见的另一部位，是老人的颞区，于该区可见静脉丛高度屈曲，致使局部呈现瘀血群的静脉曲张；多站、久站劳作者，其下肢亦常见瘀血型病灶。可分为静脉曲张型与微循环毛细血管型，局部皮肤呈紫兰色，严重者可导致静脉炎，甚至糜烂。

第七章　壮医经筋治疗方法

壮医对经筋病的治疗方法，主要是采用壮医理筋手法、固灶刺筋法、循筋拔罐法等综合治疗手段，以"松筋解结"为原则，即以手法为主，辅以针刺或拔罐疗法，针刺方法可以选用普通针刺，也可以根据病情需要选用火针；选穴遵循"以痛为腧""以结为腧"和"以灶为腧"的原则。壮医经筋理筋手法、经筋穴位针刺和拔罐疗法，是治疗经筋疾病的三个主要方法，而理筋手法又是使三者有机结合的重要因素，是经筋治疗发挥作用的枢纽。

早在《灵枢·经筋》就有记载："治在燔针劫刺，以知为数，以痛为腧。""以痛为腧"理论突出了经筋病选穴的特点，与内脏疾病多以经络整体取穴不同，壮医经筋病的治疗取穴大多偏于局部就近取穴，这是因为壮医学认为，"腧"为天应穴、阿是穴或压痛点。由于疼痛既可由局部病变引起，又可是神经受累引起的放射性疼痛，亦可是脏腑病变引起的牵涉痛，临床上压痛点有时难以反映病灶之所在。因此，有学者在临床应用中提出"以结为腧"的观点，以寻找治疗的客观指征和确定治疗的"结""灶"，这个"结"和"灶"就是病变部位，也是治疗的重点，包括点、线、面、多维性病灶。

壮医经筋学在传承《黄帝内经》理论的基础上，在临床实践中不断发展和创新，创立了以手法为主，针刺（火针）、拔罐相辅，即"手法–针刺–拔罐多维系列解锁"的新型综合疗法，并广泛应用于壮医临床实践中，疗效显著。

第一节　壮医经筋手法

壮医经筋手法，就是医者运用手势和手法，对患者躯体肌筋施行物理性的科学调理，通过具体的理筋手法，进行"查灶"和"消灶"，以达到防病治病和保健目的的方法。

壮医经筋手法包括基本手法和理筋手法。壮医经筋的基本手法是指运用基础手法，除了讲究手法的使用外，还特别强调手法的基本手姿势，手姿势的正确与否，能决定壮医经筋手法的临床疗效。同时，也是壮医经筋疗法区别于其他推拿疗法的重要之处。

一、壮医经筋的基本手法

壮医经筋基本手法，常用的有弓钳手法、掌功法、指功手法、肘臂法、肘尖手法五种。

（一）弓钳手法

弓钳手法可分为单弓钳手法和双弓钳手法两种。

1. 单弓钳手法

单弓钳手法，是壮医经筋理筋方法中常用的手法。其基本方法是以并拢的四小指为一方，同大拇指联合构成弓形手势。在临床应用中，以并拢的四指端作为用力的支撑点，然后充分运用大拇指的指尖或指腹，作为查灶及消灶的直接工具。由于拇指尖具有较高的灵敏度、较强的感知力及灵巧的操作能力，能够切入人体的溪谷深处穴位，故弓钳手法在理筋治病方面，具有特殊使用价值和较好功用。

单弓钳手法及手势图如下列图例所示（图7-1~7-6）。

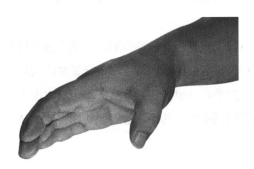

图7-1　单弓钳手法及手势（1）

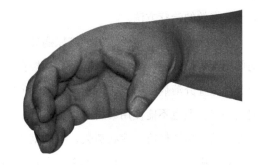

图7-2　单弓钳手法及手势（2）

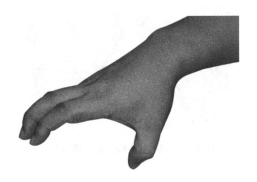

图7-3　单弓钳手法及手势（3）

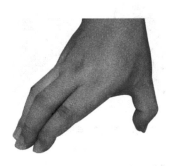

图7-4　单弓钳手法及手势（4）

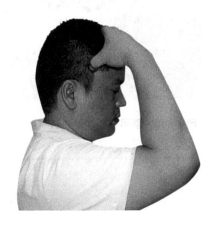

图7-5　单弓钳手法及手势（5）

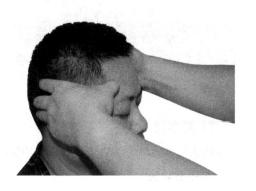

图7-6　单弓钳手法及手势（6）

2. 双弓钳手法

双弓钳手法，是壮医经筋理筋方法中常用的手法，是在单弓钳手法的基础上，发挥双手的密切配合作用而成。双弓钳手法不仅能查明和消除微细筋结病灶，而且对于病变范围广泛的肌筋紧张带、紧张线及紧张区，能获得良好的解除肌筋紧张和缓解作用。因此，双弓钳手法是解除筋性疲劳、筋性紧张综合征、肌筋膜紧张综合征、骨骼肌疼痛综合征，以及与紧张相关疾患等十分有效的治疗方法。

在临床运用双弓钳手法时，应以病灶作为诊治目标，根据病灶的特殊形状，双手拇指腹分别作用于病灶外围，先从外围向病灶揉拨探查，然后跨过病灶区域，继续双手交替揉拨病灶周围，待探查分清病灶的形态后，再施以其所需要的治疗量。一般来说，此时所使用的力度需要偏大一些，但也不能使用暴力，以免手法过重，损伤周围组织。其治疗量或所使用力度的基本标准，是使病灶松解、症状消失，中病则止。

双弓钳手法及手势图如下列图例所示（图7-7~7-10）。

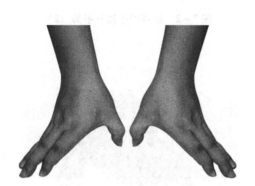

图7-7　双弓钳手法及手势（1）

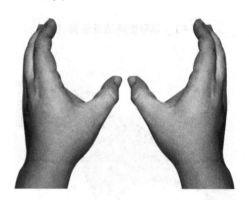

图7-8　双弓钳手法及手势（2）

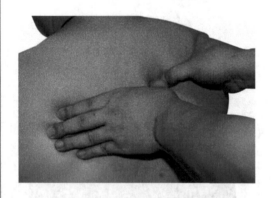

图7-9　双弓钳手法及手势（3）

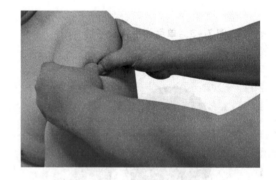

图7-10　双弓钳手法及手势（4）

（二）掌功法

掌功法可分为单手掌功法和双手掌功法两种。

1. 单手掌功法

单手掌功法，是以手掌功力为主的理筋方法，它与弓钳手势的区别，主要在于用力的部位不同。掌功手势用力部位在掌，运用掌合力对病变的肌筋或病灶，施行握捏、按揉、揉搓等手法加以施治。单手掌功法主要运用于病变部位较大的病灶区，如头颈、四肢、胸腹等部位的理筋治疗。单手掌功法及掌手势图如下列图例所示（图7-11~7-14）。

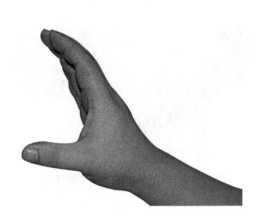

图 7 – 11　单手掌功法及掌手势（1）

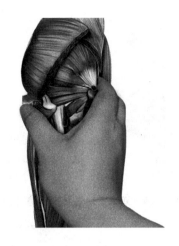

图 7 – 12　单手掌功法及掌手势（2）

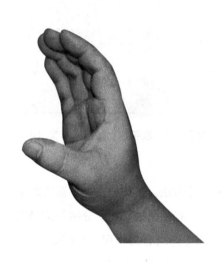

图 7 – 13　单手掌功法及掌手势（3）

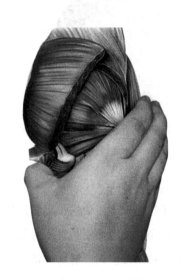

图 7 – 14　单手掌功法及掌手势（4）

2. 双手掌功法

双手掌功法，是在单手掌功法的基础上，充分发挥双手功能密切配合的一种理筋治病方法。

本治病方法除了运用双手掌功的握捏治病功效之外，很重要的一点是利用两手的对冲合力作用，同时对治疗部位加以前后或左右对向性的调节治疗，产生广泛而显著的舒筋活络功效。如头颈部的经筋病灶，运用双手掌功法进行施治，不仅可以缓解肌筋紧张，还可达到消除脑部循环瘀滞的疗效。

掌功法在具体运用中，具有方法灵活多变、施治范围和面积比较广泛、舒筋活络功效显著等特点。临床应用时，尚可针对不同的施治部位，在充分运用掌功手法时，加用大拇指的指尖或指腹功能，可以收到更好的临床疗效。

双手掌功法及掌手势图如下列图例所示（图 7 – 15 ~ 7 – 18）。

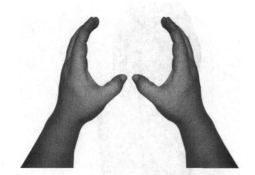

图 7 - 15　双手掌功法及掌手势（1）

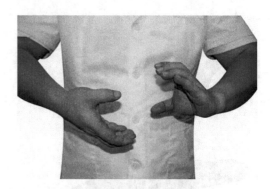

图 7 - 16　双手掌功法及掌手势（2）

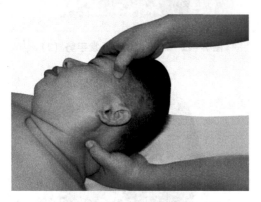

图 7 - 17　双手掌功法及掌手势（3）

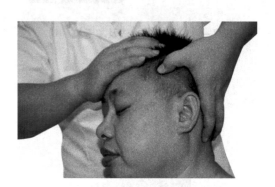

图 7 - 18　双手掌功法及掌手势（4）

（三）指功手法

指功手法是以手指尖的作用力作为治病工具的一种治疗方法。具体方法是：医者将手指尖置于施治部位，然后运用腕掌压力及手指收缩力，并运用手指的灵敏功能，分别探测经筋病变部位的集结性病灶。在查清病灶特点的基础上，充分运用上述指合力作用，对病灶施以切按、切拨、揉按、揉拨等手法，进行"以消解结"的治疗方法，使局部病灶消散，舒筋活络，达到治病目的。本手法适用于四肢小关节、头部颅顶区、颞筋区及枕筋区的治疗。

在运用指功手法治疗四肢小关节时，可在上述手法的基础上，将拇指指尖与食指或中指构成指合力，并发挥指尖的点穴切治功能，对指掌的微小关节或足关节病变部位进行施治；其施治重点位置是关节背面四点微骨凸及关节囊。此外，对于少数伴有指间肌及指侧肌筋病变者，亦需用此法加以治疗。

指功手法及指功手势图如下列图例所示（图 7 - 19 ~ 7 - 27）。

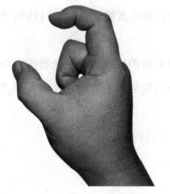

图 7 - 19　指功手法及指功手势（1）

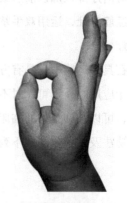

图 7 - 20　指功手法及指功手势（2）

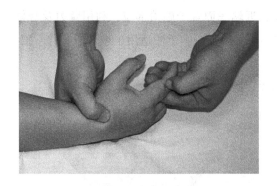

图 7 - 21　指功手法及指功手势（3）

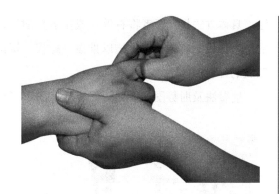

图 7 - 22　指功手法及指功手势（4）

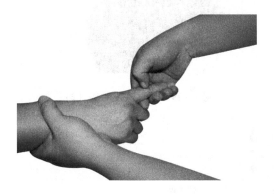

图 7 - 23　指功手法及指功手势（5）

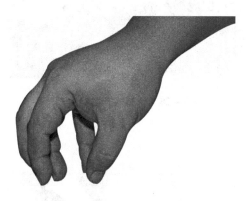

图 7 - 24　指功手法及指功手势（6）

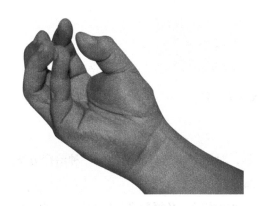

图 7 - 25　指功手法及指功手势（7）

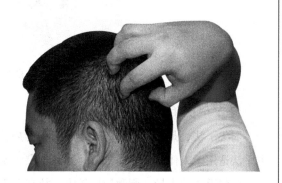

图 7 - 26　指功手法及指功手势（8）

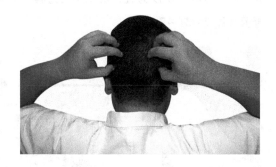

图 7 - 27　指功手法及指功手势（9）

（四）肘臂法

肘臂法，是医者以上肢前臂尺骨近端作为施治工具，对患者实施理筋治病的一种治疗方法。具体方法是：医者将右手（或左手）肘臂尺骨近端底面置于施治部位，利用臂力及身体的重力作用，对施治部位施以推拨、揉拨、揉按等手法治疗。本手法适用于患者肩、背、腰、四肢的理筋治疗。

肘臂法及肘势图如下列图例所示（图7-28～7-30）。

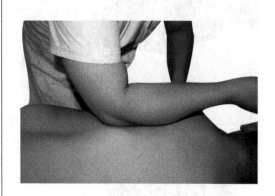

图7-28　肘臂法及肘势（1）

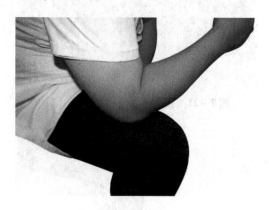

图7-29　肘臂法及肘势（2）

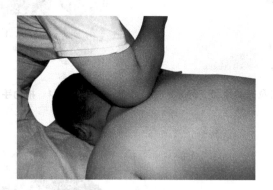

图7-30　肘臂法及肘势（3）

（五）肘尖手法

肘尖手法，是医者以肘部尺骨鹰嘴作为施治工具，对患者实施理筋治病的一种治疗方法。本手法适用于人体肌肉丰厚部位，如患者腰背及臀部等。

肘尖手法的力量、刺激量比较大，故在运用本方法治疗时，必须严格掌握和控制手法的施治量，要十分讲究用力方法，一般以轻、中度为宜，切忌用力过猛，防止暴力损伤。

肘尖手法如下列图例所示（图7-31～7-33）。

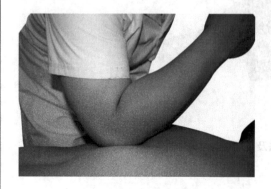

图7-31　肘尖手法（1）

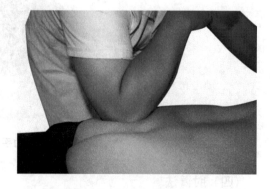

图7-32　肘尖手法（2）

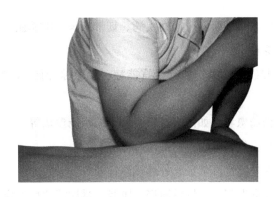

图 7-33 肘尖手法（3）

二、壮医经筋的理筋手法

（一）壮医理筋手法概念

壮医理筋手法，系指运用徒手施治方法，或运用简单的治疗工具，对躯体经筋病灶施行物理性刺激，以消除病灶的方法。壮医理筋手法是治疗壮医经筋病的具体实施手法。

（二）壮医理筋手法的作用机理

壮医理筋手法的治病机理，主要是通过揉、按及捏等物理调理方式，以医者之气、力直接作用于躯体结构最庞大的筋肉系统，使肌筋、腠理受到外来气力的压迫、牵拉等作用，产生反作用力，疏通三道、两路，从而使病理性的肌肉紧张、经筋结节和气血阻塞状态，逆转为生理性状态并气血通畅。同时，通过手法施治，使肌筋挛缩对周围组织产生的牵拉、压迫获得解除，肌筋本身和周围组织恢复了生理平衡，生理功能得以恢复，天、地、人三气恢复同步运行的功能。以上是壮医理筋手法的作用机理。

（三）壮医理筋手法的作用特点、适应证及手法施治的要求

1. 壮医理筋手法的作用特点

理筋手法的治病作用，具有下列特点。

（1）根据经筋病症"查灶"法，查出的阳性"病灶"实用手法具有"直达病所"的作用。由于施治直达病所，解结、消灶功效突出。

（2）理筋手法在缓解经筋挛缩病态的同时，具有解除经筋挛缩，对周围组织产生牵拉、压迫的作用。

骨骼肌在经筋系统中比重很大，它的挛缩，对神经、血管都会产生较大影响，故临床通过"理筋"进行调理，可以有效解除肌筋之挛缩，对龙路、火路进行有效疏通，可使血管、神经等软组织恢复平衡。

（3）理筋手法治病，具有调节整体功能的作用。科学合理地使用壮医理筋手法，对患者进行施治，使患者获得舒适感，全身舒适，入睡良好，食纳增进，代谢旺盛等，这是调整人体整体气血归于平衡的标志，也是三道、两路运转归于正常的现象，从而达到三气同步的目的。在临床实践中，不少患者在施治过程中，还熟睡于诊床，使失眠患者的症状迅速获得纠正。通过对比其施治前后的舌脉，病情可见明显好转。

2. 理筋手法治疗的适应证

经筋理筋手法的适应证，有下列几个方面。

（1）经筋性疾患，包含肌性疾病、筋性疾病、韧带疾病、隐筋症、结扎术后腹痛、进行性肌营养不良、进行性肌萎缩等。

（2）功能性疾患合并经筋病者，如神经官能症、疲劳综合征、睡眠紊乱症、胃神经官能症、心脏神经官能症等。

（3）器质病变合并伤筋患者，如浅表性胃炎、十二指肠溃疡等。

（4）免疫性疾患，如支气管哮喘、白细胞降低等。

（5）外感性疾患，如外感性肝郁证、外感风热证等。

（6）症状性病症，如慢性腹泻、慢性腹痛、腹胀、慢性消耗性疾病等。

3. 理筋手法施治的要求

壮医对经筋手法的要求是心明手巧，心手合一，即要达到"机触于外，巧生于内，手随心转，法从手出"的境界。经筋手法只有勤学苦练，才能熟能生巧；只有用心体会，日积月累，才能够日臻成熟。在实施理筋手法时，既要持续有力，又要刚柔相济；既要沉稳到位，又要动静结合；既要手肘相合运用，又要灵活机动不泥古；并贯穿于理筋手法的整个操作过程，才能获得良好的临床疗效。壮医经筋理筋手法的作用效果及临床疗效，与手法运用正确与否及手法的熟练程度密切相关。

壮医理筋手法在施治过程中，要求诊疗对象及适应证明确，采用因人、因病、因症施治；选择治疗项目适宜，运用手法适当，治疗程度切合实际，间隔时间适合；医者要适当调动患者对康复的迫切性和积极性，并教患者辅助锻炼配合治疗，加强自我调理；医患相互配合，可以加快病情痊愈，使患者早日恢复健康。

（四）常用的壮医理筋手法及实施方法

壮医理筋手法的实施，可以使用单一手法或多种手法联合；壮族民间传统的经筋治疗方法还常常配合简便的药物擦疗，和外敷疗法并用。

临床常用的壮医经筋理筋手法有如下十种。

1. 按揉法

按揉法，是最常用和最实用的理筋联合手法，即是按法与揉法的联合运用。按，是使用一定的按压力，对施治部位按压直至筋结病灶消除；揉，是在按压的基础上进行揉动。这种按与揉相结合的施治手法，称为按揉法。

（1）指尖按揉法：以拇指指腹作为按揉工具，按而揉动（做前后、左右或旋转揉动），适宜于较局限的治疗部位。运用指尖按揉手法施治时，应双手指合力相互配合运用，以达到最佳治疗效果。

（2）掌根按揉法：以手掌根部着力于施治工具，进行按与揉的动作。可使用单手按揉或两掌重叠的双手按揉，适用于施治部位稍宽的治疗。

（3）臂部按揉法：以前臂近端的尺侧着力于施治部位，进行按揉手法治疗。这是壮医经筋最为常用的手法之一，适用于线、面的治疗，即面积较宽、较长筋结病灶的治疗。

（4）肘尖按揉法：屈肘，取肘尖作为治疗工具，置于施治部位，进行按揉手法治疗，适用于肌肉丰厚的治疗部位，以及"筋结"较深部的治疗。

按揉法的适应证较为广泛，几乎所有的经筋病症均可使用按揉法进行治疗。临床运用按揉手法施治时，应因人、因病、因病灶部位的不同而施予适宜的治疗手法量度，尽可能避免力量强度过大，而造成组织或脏器的损伤。

2. 滚揉法

手半握空拳，以掌侧的小鱼际和掌指关节作为施治工具，置于施治的筋结病灶，进行往返滚动揉压的施治手法，称为滚揉法。

滚揉法主要是以腕部的滚旋，带动前臂及掌背呈滚动活动的一种手法，不应以手或臂的拖动进行操作，以避免术者手与施治部位的擦伤。

3. 切疗法

切疗法，是以拇指指尖作为施治工具，着力于施治部位，运用指合力配合腕力作用，对病灶部位进行切压、切拨、切弹、切揉等较为细致的施治方法；适用于点和线的病灶部位施治，如头部、关节、骨粗隆等部位筋结病灶的治疗。

4. 揉捏法

揉捏法，是运用指、掌作为施治工具，用指、掌合力对施治部位进行捏治、揉治和旋揉动作，使施治部位在得到治疗的同时，感受更为舒适的治疗手法。适用于手、指掌可以拿捏的病灶部位的治疗，如颈肩、上肢、下肢及腹侧等部位。一般可采用单手或双手配合进行揉捏。

临床应用揉捏法施治时，应先由轻而中至重，分步进行操作，治疗力度、量度应以患者能够承受为原则。在揉捏颈部时，重点揉捏颈后侧三线，尽量避免重力压迫颈前侧动脉。

5. 揉搓法

揉搓法，以整个掌心作为施治工具，联合使用揉法与搓法为治疗手段的方法。揉搓较广泛的病变部位时，常以手掌掌面根部作为施治工具，对施治部位进行往返及旋转式揉搓；对肢体的揉搓，常需双手相互配合，左手着重于固定肢体，并协调右手施行揉搓手法。

揉搓手法在治疗经筋病灶时，只要求对病灶起到初步的松解作用，为进一步"消灶"打下基础。

6. 弹拨法

弹拨法包括指弹拨法和肘尖弹拨法。指弹拨法是运用双手的指合力，以拇指首先施以平衡性揉拨，继之以垂直揉弹拨的手法，称为指弹拨法；肘尖弹拨法是运用双手的合力，以一侧肘尖首先进行平衡性揉拨，继之以垂直揉弹拨的方法，称之为肘尖弹拨法。

弹拨法主要用于筋结病灶的松解方法，针对"结灶"进行弹拨，由浅而深地逐层将"结灶"解除。

7. 拍打法

拍打法，是用徒手或自制的简便医疗工具，对施治部位进行拍打，使治疗部位潮红充血、血脉疏通，从而达到治疗疾病的目的，是一种简单而有效的治疗方法。

使用徒手拍打时，常用右手的掌指背作为拍打工具，施术时，患者取坐位或卧位，术者采用站位，稍向左侧身，用右上肢指掌背，对施治部位进行拍打。拍打的施术要求：一是四小指合拢；二是善于运用掌力；三是腕部活动灵活，使指掌背真正地成为拍打工具。

一般以幼细的柳枝条一握，用纱布捆绑而成为拍打工具。拍打工具的长度为 60～70cm，粗细以适合手握为度。施行拍打时，以右手执握工具的一端，另一端对准施治部位进行拍打，要善于运用腕力的灵活性，施予治疗部位以适宜量度。

拍打法常用于颈肩、腰背及肢体等部位的治疗。

8. 擦疗法

擦疗法是传统医术中的常用方法，其方法是：以手掌的大鱼际或小鱼际着力于施治部位，施行擦拭动作。

动作要领：患者卧位或坐位，医者以鱼际部或掌心，着力均匀地缓慢移动、往返擦拭；用力持续，动作连贯，实而不滞，滑而不浮，直线擦拭，并施加暗力的内动功，重点施于紧弦的"筋结"部位。

擦疗法除施行徒手擦拭外，也可适当配合使用功效良好的外用药酒，涂擦后再行擦疗。此外，也可以生姜、生木瓜等作为擦疗工具，对面积较小的病灶部位进行施治。

9. 抓拿法

抓拿法是通过移动、活动手掌及掌指关节，将拇指与四个小指形成指合力，以动移痛，五指和手掌相配合，通过进行压、推、抓、拿的手法变化，达到治疗效果。抓拿法主要用于头颈部、肩臂部、手臂和腿部的治疗，既可通经筋之阻塞，又可散瘀消结止痛。

10. 综合手法

所谓综合手法，是指对中、深层理筋所运用的综合施治方法。综合运用，即医者据患者经筋病症的需要，针对不同部位的病灶，选用多种不同的理筋手法，进行综合施治的方法。

临床可以根据施治的部位，灵活运用与病灶相适宜的基本手法或综合手法。

三、壮医理筋手法的基本功练习

壮医经筋的穴位遍布全身，在临床中要熟练地掌握这些经筋及其穴位的着力点位置和作用，需要医者不断通过临床实践、研究才能熟练掌握和运用。理筋手法的熟练运用程度，不仅可以直接决定临床疗效，而且可以间接地影响施术者体能的发挥及健康。临证中选择姿势正确，合理的手法不仅施力轻巧，而且能起到四两拨千斤的效果。如何让有限的体力发挥更大的作用，同时能保持医者最佳的体能，以便施术时能做更大的功力，这就需要医者具备良好的体能，并掌握基本的施术技巧。可以通过体育锻炼、武术练习来增强体质，还要具有灵活运用指力、腕力、臂力等基本功，要加强基本功的练习。常用壮医经筋理筋手法的基本功练习功法如下。

（一）壮医乾坤掌功法

壮医乾坤掌功法，是古代壮医的基本练功方法，不仅能提高身体素质，而且对指掌功力的训练和功法均有良好的增强作用。具体功法可按照下列动作姿势进行练习。

1. 起势

身体自然直立，两腿叉开，与肩同宽；两脚平衡，脚尖微向内收；两手自然下垂于大腿外侧；两眼正视远方，头正项直，下颌微向下收；挺胸收腹。姿态自然，精神集中。

2. 蹲裆握拳

承继起势姿态，双腿屈曲半蹲，呈骑马蹲裆势。将双手握拳，掌心向上，两肘置于两胁肋，紧靠侧身，保持自然挺胸姿势。

3. 穿掌捏空

承上势，先将右手手掌由拳势变为伸掌，向前平伸，掌心向下。然后进行下列动作：伸腕仰掌，指屈捏空，握拳屈腕，旋臂穿掌（向左侧），回手握拳。然后按以上方法，做左手的相应练习动作，但旋臀伸掌向右。

4. 托天摘星

承上势，将双手同时从胁部的握拳势，向肩顶耳侧方向尽伸，掌心仰天，呈托天状；再伸势五指呈摘星势。

5. 海底金钩

承上势，将手由上伸位做钩形内旋，并向外侧打一弧圈，至身臀下。

6. 压地飞

承上势，将钩手变为散掌，双手掌心向地面，呈腾姿势。

7. 双峰贯耳

承上势，将双手分别向身体外侧做半弧形向上运动，旋至两耳侧边，做握拳姿势。

8. 收势

承上势，将两手由握拳变为散掌，从耳边顺前向下至立正位。

（二）壮医指掌功法练习

壮医经筋手法讲究手指功夫与手腕功夫的互相配合，即指掌相合，故有一定的技巧性。壮医在运用手法理筋治病时，不仅要有娴熟的手法，而且要有较强的指掌功力；要达到一定的功力，就必须进行指掌功法练习，而且要持之以恒。练习的方法，是尽力张开五指，并向后伸，然后慢慢回收呈屈指握拳状态，继之为屈腕旋臂，以增臂掌及指力。每天有空时即可进行指掌功操作训练，随时随地均可练习，每日数次，自然娴熟。

壮医指掌功法练习图如下列图例所示（图 7 - 34 ~ 7 - 39）。

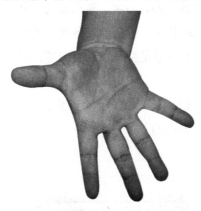

图 7 - 34　壮医指掌功法练习（1）

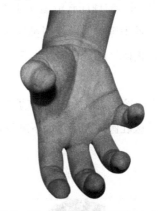

图 7 - 35　壮医指掌功法练习（2）

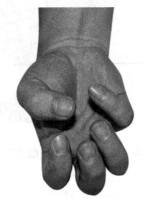

图 7 - 36　壮医指掌功法练习（3）

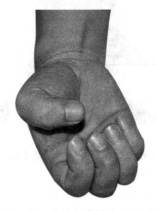

图 7 - 37　壮医指掌功法练习（4）

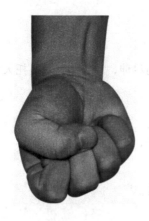

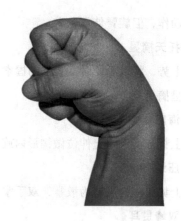

图7-38 壮医指掌功法练习（5）   **图7-39 壮医指掌功法练习（6）**

四、壮医理筋手法图解

（一）眶膈筋区壮医理筋手法及图解

1. 眶膈筋区，乃指眼眶外周的肌筋区域。包括眶上缘、眶下缘、眶外角、鼻眼间沟等。

2. 从经络循行而言，十二条经络皆与眼睛发生联系，并有足太阳经脉等入络入脑。足太阳经筋与足阳明经筋分别循行至眼，形成眼的"目上网"及"目下网"。

3. 疏通眼眶周围肌筋，使之筋舒而络活，于对改善和调节眼睛及大脑的内外环境生态平衡，具有显著的作用。

4. 眼眶周围的理筋施治适宜于治疗眼疾及脑病。尤其对假性近视、胬肉攀睛、鼻睫神经综合征、慢性泪腺炎、慢性副鼻窦炎、慢性结膜炎、视网膜炎、眼视神经萎缩、外展神经麻痹、早期白内障、阵发性蒙视、不明原因性头晕头痛、睡眠紊乱症、神经衰弱等，临床疗效突出。

5. 眼眶理筋施治时，操作宜柔缓而细致，避免直接接触眼球，慎防伤害眼睛。

眶膈筋区壮医理筋手法如下列图例所示（图7-40~7-49）。

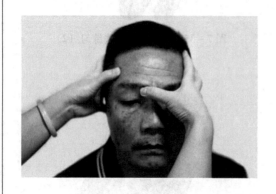

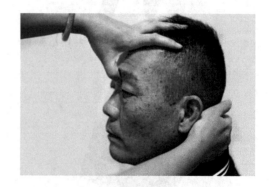

图7-40 眶膈筋区壮医理筋手法（1）   **图7-41 眶膈筋区壮医理筋手法（2）**

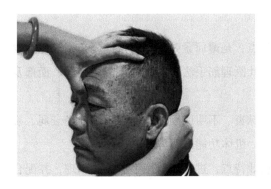

图 7-42 眶膈筋区壮医理筋手法（3）

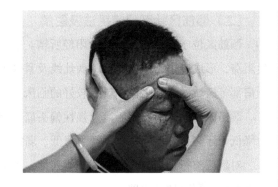

图 7-43 眶膈筋区壮医理筋手法（4）

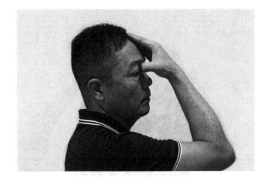

图 7-44 眶膈筋区壮医理筋手法（5）

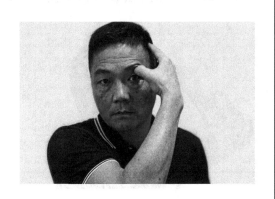

图 7-45 眶膈筋区壮医理筋手法（6）

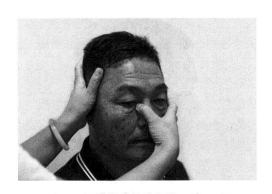

图 7-46 眶膈筋区壮医理筋手法（7）

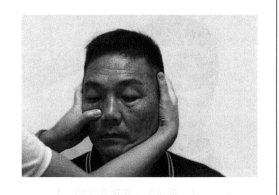

图 7-47 眶膈筋区壮医理筋手法（8）

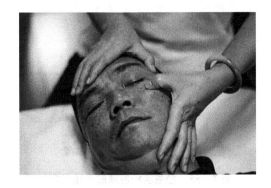

图 7-48 眶膈筋区壮医理筋手法（9）

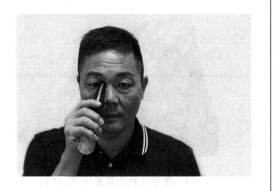

图 7-49 眶膈筋区壮医理筋手法（10）

（二）颞筋区壮医理筋手法及图解

颞筋区位于头部前外侧属少阳经所辖。肌筋特点，是薄而紧弦，呈紧张性分布，气血易发生阻滞，形成突出筋结病灶点、病灶线及紧张带，壮医理筋手法对于改善头部、眼部、面部及颈肩部等区域的生态平衡，具有较好的临床疗效。

颞筋区理筋施治，用于治疗慢性偏头痛、颞动脉炎、不明原因性头痛头晕、神经衰弱、视力降低、牙痛、颈肩部疼痛、智力降低、弱智儿童、机体功能衰弱等，疗效显著。

对颞区施行理筋时，首先宜查明病灶，根据病灶特点，进行综合性手法加以调理，并配合其他筋区，同时加以调理。

颞筋区壮医理筋手法如下列图例所示（图7-50~7-57）。

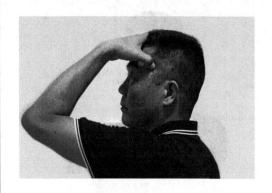

图7-50　颞筋区壮医理筋手法（1）

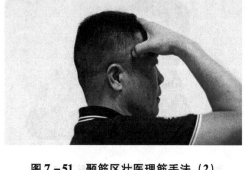

图7-51　颞筋区壮医理筋手法（2）

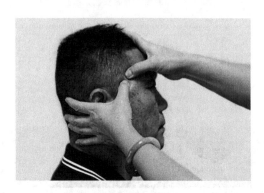

图7-52　颞筋区壮医理筋手法（3）

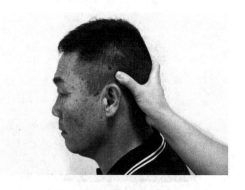

图7-53　颞筋区壮医理筋手法（4）

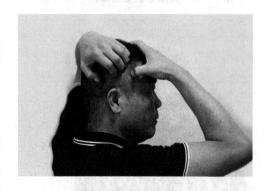

图7-54　颞筋区壮医理筋手法（5）

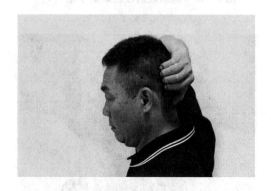

图7-55　颞筋区壮医理筋手法（6）

NOTE

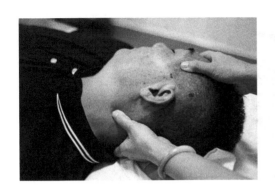

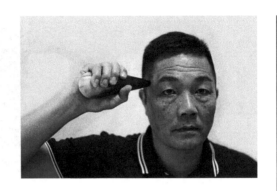

图 7 – 56 颞筋区壮医理筋手法（7）　　　　**图 7 – 57 颞筋区壮医理筋手法（8）**

（三）颅顶筋区壮医理筋手法

颅顶筋区，位于头颅顶部，有督脉线自后向前经过，为人体阳气分布的重点区域。颅顶区的筋结病灶，多分布于督脉线及其两侧，理筋前，应先查清病病灶所处部位，然后根据病灶的不同类型，分别加以消灶解灶的不同手法施治。

颅顶筋区壮医理筋手法如下列图例所示（图 7 – 58 ~ 7 – 62）。

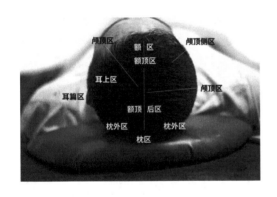

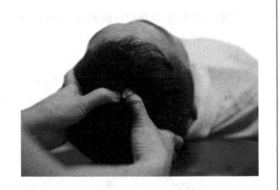

图 7 – 58 颅顶区域经筋"筋结"病灶　　　　　　**图 7 – 59 双手理筋法**

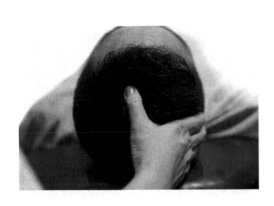

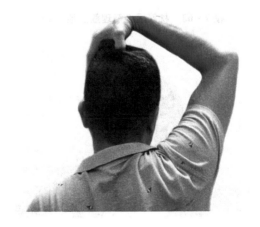

图 7 – 60 单手理筋法　　　　　　　　**图 7 – 61 自我理筋法（1）**

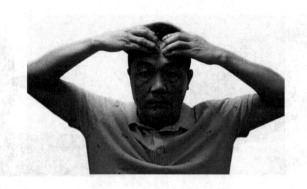

图7-62　自我理筋法（2）

（四）枕筋区壮医理筋手法及图解

枕筋区位于颅脑后侧，以枕外粗隆为中心基点，穴位是八字型，向枕外两侧分布，呈枕上区及枕下区的筋结病灶分布态势；枕上区病灶多呈从枕后上部向颅侧呈放射状，沿着骨嵴溪骨深伏。诊查病灶时，宜运用指尖的微弱结构作为查灶工具，以切拨方法将深伏的微筋结灶分别查出，继之以指尖作为施治工具，分别进行消灶治疗。枕区病灶的敏感性较高，施用理筋手法消灶时，要找到敏感点，并首先予以治疗。

枕筋区经筋理筋施治方法如图7-63～7-67。

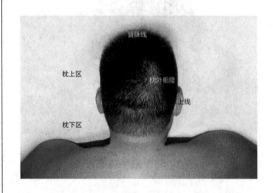

图7-63　枕筋区经筋理筋施治（1）

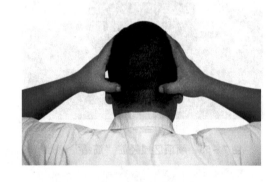

图7-64　枕筋区经筋理筋施治（2）

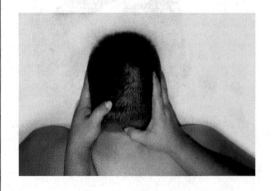

图7-65　枕筋区经筋理筋施治（3）

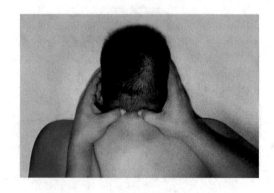

图7-66　枕筋区经筋理筋施治（4）

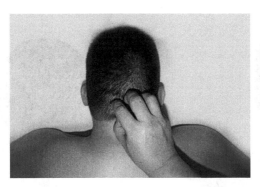

图 7 - 67　枕筋区经筋理筋施治（5）

（五）颈肩区壮医理筋手法及图解

颈肩区，是人体上连头部，下接胸背及上肢的重要区域。颈侧区可分为四个区域，以第三区作为理筋施治区，第二区及第四区列入禁治区。

颈区的施治，常用弓钳手法及掌功手法，对颈侧及颈后筋区加以施治时，要分清颈浅层及颈深层肌筋所处的不同层次，分别注意肌筋的起始点及产生病变的筋结病灶点，采用"以灶为腧"的诊治原则进行施治。

肩部的施治，按由颈及肩的肌筋走向顺序分别加以调理。肩部重点施治部位，是肩上部的浅层肌筋及肩上的肩带，其肌筋结构特点是位置比较深伏，同颈部肩关节及冈下有联系者宜同时加以调理。

颈肩区经筋理筋施治方法如图 7 - 68 ~ 7 - 75。

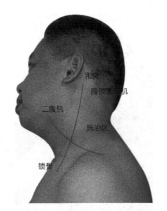

图 7 - 68　颈肩区经筋理筋施治（1）

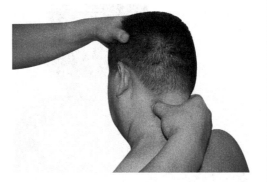

图 7 - 69　颈肩区经筋理筋施治（2）

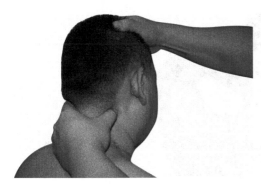

图 7 - 70　颈肩区经筋理筋施治（3）

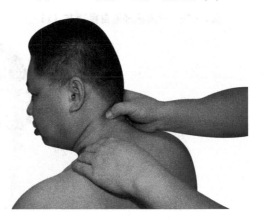

图 7 - 71　颈肩区经筋理筋施治（4）

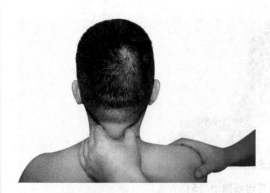

图 7 - 72 颈肩区经筋理筋施治（5）

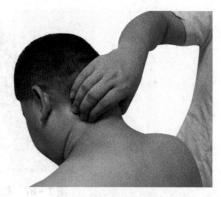

图 7 - 73 颈肩区经筋理筋施治（6）

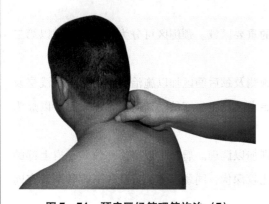

图 7 - 74 颈肩区经筋理筋施治（7）

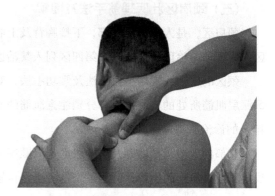

图 7 - 75 颈肩区经筋理筋施治（8）

颈肩区经筋自我调节方法如图 7 - 76 ~ 7 - 78。

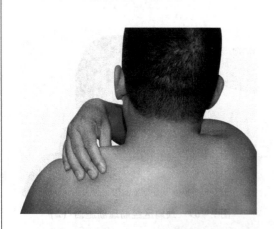

图 7 - 76 颈肩区经筋自我调节（1）

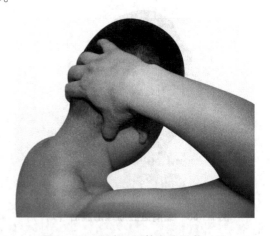

图 7 - 77 颈肩区经筋自我调节（2）

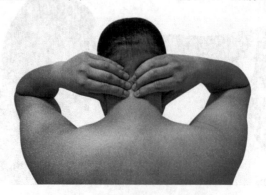

图 7 - 78 颈肩区经筋自我调节（3）

（六）腰背筋区理筋手法及图解

背腰联为一体，肌筋丰富，行走错综复杂，宜以综合方法施治，运用多种手法及施治方法，针对肌筋的不同走向，采用适宜的手法，此为经筋理筋的特点之一。此外，经筋理筋的体位要十分讲究，乃以双手的弓钳手法，对背部纵行于背脊的竖脊肌筋，做垂直方向的分筋离筋施治，它不仅治皮，而且将治筋、治膜联系在一起，如对腰部的施治，采用侧卧体位，并且以肘臂法施治，在理筋的基础上，加以"固灶行针"，施治直达病所，再加以拔罐治疗，发挥各单项疗效基础上"多项功效"的协同作用，较单一疗法效果明显。

腰背筋区理筋手法及拔罐法如图 7 - 79 ~ 7 - 88。

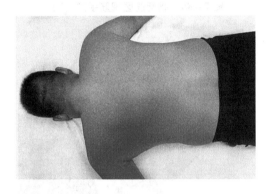

图 7 - 79　腰背筋区理筋手法（1）

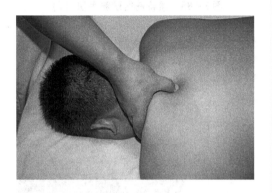

图 7 - 80　腰背筋区理筋手法（2）

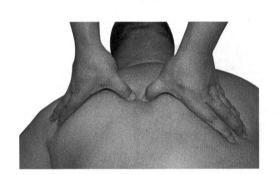

图 7 - 81　腰背筋区理筋手法（3）

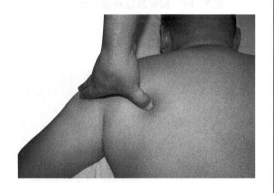

图 7 - 82　腰背筋区理筋手法（4）

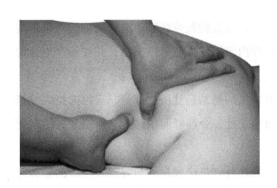

图 7 - 83　腰背筋区理筋手法（5）

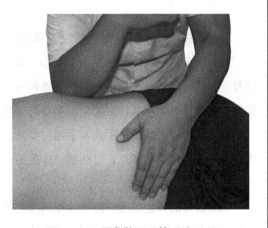

图 7 - 84　腰背筋区理筋手法（6）

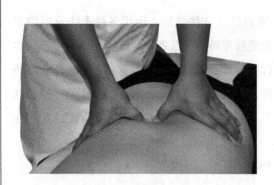

图7-85　腰背筋区理筋手法（7）

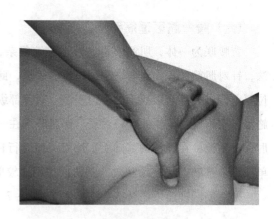

图7-86　腰背筋区理筋手法（8）

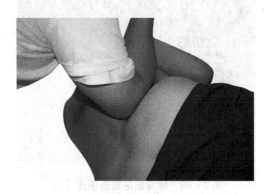

图7-87　腰背筋区理筋手法（9）

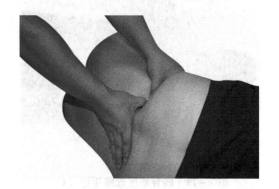

图7-88　腰背筋区理筋手法（10）

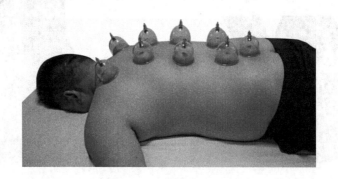

图7-89　腰背筋区拔罐法

（七）胸膜筋区壮医理筋手法及图解

胸膜筋区位于人体前侧，上下相连，以肋骨为界，内为胸腔及腹腔，理筋施治的对象是胸壁及胸壁的浅层肌筋，不进行腔内脏器调理，但对腔内脏器位置应加以熟悉，并在诊疗中分清腔内外的病情，明辨病症来源，以期提高诊疗质量。

胸膜筋区理筋常用单手及双手弓钳手法，针对常见的筋结病灶所处部位，运用拇指尖或指腹，首先查明病灶的特点，以切拨、揉拨的方法疏通结灶，令筋舒而络活，气血流通，阴阳调和，痼疾乃除。

胸膜筋区的理筋施治，除了注重胸膜肌筋的关联之外，尚应根据胸与背及腰与腹的筋脉互相关系，采用胸背并治及腰腹同治的方法加以调治，方可获得标本同治的疗效。

第二节 壮医经筋针刺消灶疗法

一、壮医经筋针刺消灶疗法的定义

壮医经筋针刺消灶疗法，也称壮医经筋针刺疗法，是针对壮医经筋"结灶"形成的生理病理特点，进行"解结"治疗所使用的经筋针刺方法，依据"筋与脉并为系"治疗原则和寒热证候，实施经筋针刺或火针方法；其主要治疗对象是经筋病症，其直接施治的部位或穴位是经筋病灶，其主要功能是消灶解结，故称之为消灶疗法。

壮医经筋针刺消灶疗法具有施治目标明确、直达病所、效力集中、消灶力强、善于"解锁"、起效快速、疗效巩固等优点，基本体现了壮医经筋"特效穴"群体的临床疗效，达到"灶去病除"的治疗目的。

二、壮医经筋针刺消灶疗法的施治原则

壮医经筋在临床应用中，使用针刺消灶疗法治疗经筋疾病时，必须按照以下的施治原则进行。

（一）"以灶为腧"

"以灶为腧"的施治原则，即是以经筋"病灶"作为施治的针刺穴位，这一施治原则主要来源于《黄帝内经》。在《灵枢·经筋》叙述十二经筋循行路径、病症的表现之后，对经筋病症明确地提出了"治在燔针劫刺，以知为数，以痛为腧"的治疗原则。这里所说的"燔针劫刺"，主要是指使用火针施治，以祛寒散邪；而"以知为数"，则是说明要以患者感到疼痛的具体情况作为施治的量度；"以痛为腧"，即以痛点作为治疗的穴位、部位。

痛，即患者的自身感觉，属经筋病变的一种临床表现，"以痛为腧"，明确指出了以疼痛点作为施治穴位的原则，而"以灶为腧"的施治原则，则是壮医经筋学在"以痛为腧"的基础上，创造性地提出了一个新的治疗原则，创新和发展了经典理论。壮医经筋所说的"病灶"，是经筋病症的阳性体征表现，是壮医经筋治疗学作为使用针刺施治穴位或部位的治疗原则。

壮医经筋"以灶为腧"的施治原则，具有施治直达病所、效力集中、疗效显著等优点。具体特点和优势如下。

（1）具有施治目标明确、定位准确、施治直达病所、得气显著、起效快速的特点。

（2）具有医者与患者统一认定的客观指征。当医者以针刺达治疗"病灶"时，医者的针感同患者的感觉同步出现。与"以痛为腧"的针刺治法相比较，"以痛为腧"主要是依赖患者的主观感觉，而"以灶为腧"则凸显医患的感觉同时存在和同步显现，具有明显的区别和优势。

（3）"以痛为腧"，由于患者的痛感差异，痛点可能是病症之标，亦可能为本，缺乏固定的治疗穴位，常规疗法难以确立，而"以灶为腧"原则，具有病灶定位的规律性，便于常规施治。

（二）"根源病灶"与"连锁反应病灶"相结合

所谓"根源病灶"，是指由于经筋病症本身所形成的主要病灶；所谓"连锁反应病灶"，

则是指由根源病灶所引起的继发性病灶。对于经筋病灶"根源病灶"的治疗，采取的施治原则是"消灶根治"；对于经筋病灶"连锁反应病灶"的治疗，则采取"消灶解锁"的施治原则。在临床应用"根源病灶"与"连锁反应病灶"相结合的施治原则时，可两者同时结合使用，以达到标本兼治；也可以各有侧重，标急者，则解锁于先，然后再予治本的施治原则。

临床应用"根源病灶"与"连锁反应病灶"相结合的施治原则，实际是将局部治疗与功能调节相结合，将局部病症所导致的全身功能变化同时进行治疗和调节。此外，某些经筋病症是由于全身功能失衡所引起，故在诊查和施治时，要进行全面诊查，既要看到局部症状，又要明确全身功能的变化，这样才能将局部治疗与整体功能调节相结合，进行全面治疗和调理，以达到标本同治的效果。

（三）分段消灶

经筋"病灶"分段消灶的施治原则，是根据经筋具有延续性"筋"的特点而设立的治疗原则。临床可根据病灶长短及病灶部位特点，进行分段"消灶解结"。

经筋"病灶"分段消灶的施治原则，多于连锁反应、多经并病时使用。临床上常应用于颈臂、背腰及大腿后侧线经筋病灶的治疗。

三、壮医经筋针刺消灶疗法的针刺方法

（一）"固灶行针"的针刺方法

"固灶行针"针刺方法的提出，是从"以灶为腧"的原则而来，即为实现针刺直达病所的需要，必须采用固定病灶而行针刺治疗的方法。

壮医经筋学使用固灶行针，常用的有下列五种方法。

1. 掐持固灶法

用左手之"指合力"，将病灶掐持，右手持针行刺。

2. 握捉固灶法

以左手"指合力"，将病灶紧握，并稍提起，以右手提针，沿着被提起的肌筋位置刺入的方法。握捉固灶法主要为行刺方便，有效避开脏腑或要害部位，确保施针安全而有效。

3. 指切固灶法

运用左手"指合力"，以拇指尖切压病灶，起到固定病灶的作用，以右手提针，沿着左手拇指甲尖快速刺入。指切固灶法适宜于肌筋较薄部位的病灶施治。

4. 按压固灶法

运用左手"指合力"，用拇指指腹按压固定病灶，以右手提针，沿着左手拇指甲尖位置快速刺入的方法。按压固灶法适宜于肌筋较丰厚部位的施治。

5. 推按固灶法

运用左手"指合力"，以拇指指腹推按病灶离开血管或其他要害部位，并固定于方便及安全的刺治部位上，然后以右手提针，沿着左手拇指甲尖位置快速刺入的方法。这一方法可以有效避开血管、脏器或一些要害部位。

（二）"局部多针"的针刺方法

所谓局部多针，是指对经筋病的病灶部位，施以多针多刺（3～5针），每针刺及不同的部位，施行多种不同手法施治的针刺疗法，主要是针对经筋病灶范围较广、面积较大的部位实施

的治疗方法。临床实践证明，它对于大面积经筋病灶的治疗，是一种非常有效的方法。

局部多针施治量度，应当因人、因病、因症、因部位而定，采取灵活掌握方法，一般在同一个经筋病灶的一个局部点，施以 3~5 针为宜。

（三）"一针多向"的针刺方法

"一针多向"的针刺方法，是在经筋病灶最痛点或腧穴部位直刺得气后，再将针退至浅层，分别向上、下、左、右等两个以上方向斜刺或平刺的方法。临床可根据不同的经筋病症，并结合患者体质及针刺部位筋肉的厚薄不同，决定针刺的刺激强度及针刺方向。一般体质强壮和以疼痛、挛急、强直、关节活动障碍等为主症的病患，可向 3 个以上方向针刺，且以各方向针刺得气后，均可行较大幅度的捻转提插手法；而体质虚弱和以肌筋弛纵不收、肢体痿废不用等为主症的患者，只可向 2~3 个方向针刺，得气后只宜行小幅度捻转提插或不用捻转提插手法。患处筋肉丰厚者，宜斜刺；筋肉浅薄者则宜平刺。在向一个方向针刺后，可留针 1 分钟左右，再向另一方向针刺；亦可不留针。

（四）"移行点刺"的针刺方法

所谓点刺，即对施治区域采用针尖轻轻接触并浅刺入经筋病灶的肌筋上，刺入即拔出，然后又刺入即拔出。依据经筋病症的需要，重复操作多次，以达到治疗经筋疾病的一种针刺方法。"移行点刺"的针刺方法具有使用灵活的优点。

按照不同施治部位的要求及运用方法的不同，常用的壮医经筋"移行点刺"针刺方法有以下三种。

（1）皮外移行点刺法：常用于额筋区、股外侧筋等部位的施治。施针方法：手持短针，在经筋病灶施治部位进行皮外移行点刺治疗，均不留针，轻点而过。皮外移行点刺法主要用于治疗病变较广泛而浅表的经筋病症。

（2）单针—孔持续点刺法：常适用于眶膈筋区、耳筋区等点刺治疗。施针方法：用左手配合固定病灶点，以右手手持短针，与左手配合固定病灶，施以单针刺入固定位置的雀啄点刺手法。

（3）单针移行点刺法：常适用于皮肤疏松可移的施治部位。施针方法：于施治部位刺入施治病灶一针之后，将针尖移至皮下，左手转动新的病灶，对准针尖，再向新的病灶刺治的方法。本法在使用时要注意：持针宜平稳、垂直，不宜于皮下移动针尖，以免伤及其他组织。本法在壮医经筋疾病的治疗中，可起到单针—孔多点刺治的作用，是壮医经筋消灶法的常用针刺方法。

（五）"尽筋直刺"的针刺方法

"尽筋直刺"的针刺方法，是在关节附近的肌筋（肌腱）上直刺，即直接针刺至经筋两头的尽筋头上，以达治疗经筋疾病的一种针刺方法。

所谓尽筋头，即是肌筋（肌腱）的两头（两侧）；筋会于节，四肢筋肉的尽端都在关节附近，是经筋病症的好发部位和易损伤点。"尽筋直刺"的针刺方法具有直达病所的优点，镇痛作用显著，消炎作用强，比针刺肌腹作用更大，治疗更为彻底，较少出现后遗症。实施"尽筋直刺"针刺方法的关键，必须熟悉肌筋的起始点和附着终点，才能灵活运用。"尽筋直刺"的针刺方法临床常运用于治疗寒痹、痛痹、骨痹。

（六）"天人地刺"的针刺方法

壮医经筋"天人地刺"的针刺方法，也叫经筋三刺法，是经筋消灶针刺法中常用的方法之一，即是将皮下、肌筋膜、筋结病灶作为天、人、地三层进行针刺的方法。其特点是：首刺为天刺，透过皮肤，稍作停留；再刺为人刺，向深处刺达肌筋膜，又稍作停留；然后三刺为地刺，直刺至肌筋肌束的"结索"点或经筋病灶处。本法常用于治疗经筋"病灶"面积较宽的部位。

（七）"燔针劫刺"的火针方法

火针疗法，古称"焠刺""烧针"等，是将针在火上烧红后，快速刺入人体，以治疗疾病的方法。《灵枢·寿夭刚柔》云："刺布衣者，以火焠之。"《灵枢·官针》云："焠刺者，刺燔针则取痹也。"《伤寒论》中有"烧针令其汗""火逆下之，因烧针烦躁者""表里俱虚，阴阳气并竭，无阳则阴独，复加烧针"等记载。直到唐代孙思邈《备急千金要方》才正式定名为"火针"。明代杨继洲的《针灸大成》记述最详："频以麻油蘸其针，针上烧令通红，用方有功。若不红，不能去病，反损于人。"明代高武《针灸聚英》云："人身诸处皆可行针，面上忌之。凡季夏，大经血盛皆下流两脚，切忌妄行火针于两脚内及足……火针者，宜破痈毒发背，溃脓在内，外皮无头者，但按肿软不坚者以溃脓。"说明火针在明代已广泛应用于临床。近代火针使用一般有两种情况：长针深刺，治疗瘰疬、象皮腿、痈疽排脓；短针浅刺，治疗风湿痛、肌肤冷麻。实践证明，火针具有较强的温阳、提气、通脉、解痉、排毒、止痒、祛寒、止痛等功效。由于经筋病多因风寒引起，故古代治筋病多采用"燔针劫刺"。

操作方法：在选定的筋结病灶部位常规消毒，然后右手持1~1.5寸毫针（或特制的火针专利产品），将针尖在酒精灯上烧红，迅速刺入治疗部位，得气后迅速出针。

四、壮医经筋针刺消灶疗法的注意事项

壮医经筋治疗学的针刺消灶法与传统的针刺方法稍有不同，如下五点要特别注意。

1. 多使用固灶行针，进针快速，一般不留针。
2. 对病灶局部施行多针疗法，但要行针有序，轻重有区别，深浅要得当，操作细致，安全施术。
3. 火针要快稳准，针刺达灶，得气显著。
4. 两手配合，动作协调。
5. 随着施针术的需要，变换医者与患者体位，使针刺直达病灶。

第三节　壮医经筋拔罐疗法

一、拔罐疗法定义

拔罐疗法又称负压疗法，是以玻璃罐、牛角、竹筒罐或塑料罐等作为器具，造成内腔负压，开口吸于所需治疗的部位上，来达到治疗疾病作用的传统疗法。

在壮族民间，老壮医们常将拔罐疗法称为"角法"，用牛羊角作为罐子，以纸烧形成负压，然后再进行拔罐。目前罐子有竹筒、陶制品、玻璃制品等，还有抽空气、药液减压等新方法，所以泛称"拔罐疗法"。

二、拔罐疗法的治疗机理

拔罐疗法属于壮医经筋的辅助治疗范畴。主要是以拔罐器腔的负压作用，吸附于人体穴位或治疗部位，通过对局部皮肤肌腠的负压吸拔这一良性刺激。一方面，使肌肤产生瘀血现象，局部血管扩张，血液循环加快，改变充血状态，从而促进血脉流通，神经得到了有效调节，促进代谢，改善营养，增强机体抗病能力；另一方面，通过吸拔，疏通龙路、火路的气机，开闭行滞，疏表调里，具有调节机体功能的良性刺激作用，达到祛风除湿、散寒止痛、舒筋活络、拔毒消肿等功效。

三、拔罐疗法的适应证与禁忌证

（一）适应证

拔拔罐疗法的适应证广泛，其用于治疗外感风热、外感闭郁、外感风寒、外感咳嗽、外感疲乏、外感腹泻、腹痛等疾患；适用于治疗功能紊乱性疾患，如神经衰弱、疲劳综合征、睡眠紊乱症等；适用于治疗多种肌筋劳损及身体虚弱等，如慢性腰肌劳损、慢性消化不良、慢性营养不良及慢性消耗类疾病等；适用于治疗痹证等，如慢性膝关节炎、慢性肩周炎等；适用于治疗某些免疫性疾病，如支气管哮喘等。

（二）禁忌证

孕妇、妇女经期、水肿、皮肤病、心力衰竭、恶性肿瘤、急性传染病、活动性肺结核、6岁以下儿童、虚弱老人、有出血倾向、重要脏器、大血管部位等，均不宜使用拔罐治疗。

四、拔罐疗法的工具选择及罐器改进

（一）工具选择

选择罐器大小适宜，负压量适度，罐口光滑平整，不漏空气，重量适当，大小品种多样化，能够适用于不同部位的治疗。

（二）罐器改进

以医用玻璃罐器，虽然具有吸引力强、吸附部位稳定、大小规格多样化等优点，但玻璃罐器易引起水疱，因此，现在也有使用塑料罐，操作更为方便。

五、操作方法及注意事项

（一）操作方法

首先将施治部位选好，并暴露治疗部位。患者采取便于罐器上立的体位，盖上罐器，罐内燃烧熄灭后，自然吸附于治疗穴位。依次行拔罐治疗，重点拔在针刺或火针治疗的位置，拔罐数目依病情而定。拔罐时间为 5~10 分钟，间隔治疗时间为 3~5 日。

（二）注意事项

1. 使用玻璃罐时，点火时所蘸酒精不宜过多，以免外滴燃烧为患或伤及患者。

2. 罐器行盖时，宜从慢、从轻处理，以免火焰烧伤皮肤。

3. 罐器宜垂直行拔，侧口行拔者应尽量避免。连续使用的罐器宜去掉罐内残余酒精，以免闪火烧伤。

4. 去除罐器时，应先按压皮肤，让空气流入，然后除罐。

5. 使用前应对罐器进行检查，破漏、边缘锐利者，当弃之不用。

6. 拔罐部位如发生破损、水疱，应进行相应处理。

7. 每次使用后，罐器都要进行清洁和消毒处理。

第四节　壮医经筋三联疗法

壮医经筋三联疗法，是指同时将理筋手法、针刺（火针）疗法和拔罐疗法三者联合，应用于经筋疾病的施治方法。壮医经筋三联疗法的具体步骤：第一步，手法"整休"，是先对患者运用基本的理筋手法施治，即运用单式或复合手法，对躯体进行全面治疗，让患者获得明显的舒适感，再以手法对局部"病灶"进行手法"消灶""解结"，即给予患者适当的"整休"。第二步，针刺（火针）消灶，即施行针刺疗法，对重点"病灶"及连锁反应的"筋结"，进行分次针刺治疗。第三步，拔罐祛瘀，即在针刺治疗的穴位或部位上，再施以拔罐祛瘀疗法。

在整个治疗过程中，因治疗部位及治疗量的关系，要对体位和治疗部位进行灵活调整，以适应治疗需要。"整休"与"调整"措施，要根据患者的耐受能力和治疗需要，灵活掌握。

第五节　壮医经筋综合疗法

（一）经筋"筋结病灶"探查

在体格检查的基础上，以经筋手触"查灶"法，对全身经筋"筋结病灶"进行探查。探查的顺序从头部开始，向颈、肩、胸、腹及四肢进行。探查的重点部位：头部，眶膈筋区、颞筋区、耳筋区及枕筋区；颈部，颈后侧项及颈后筋区；肩部，冈上肌及小菱形肌筋区；胸部，锁骨下肌筋区、左五肋胸大肌及肋弓筋区；腹部，腹直肌、腹外斜肌筋区及腹后"缓筋"；背部，冈下肌筋区及竖脊肌筋区；腰部，腰三角筋区；臀部，梨状肌筋区及臀大腹后"缓筋"；上肢，肩筋区、肘筋区；下肢，大腿股内侧、股外侧及膝筋区；小腿，腘筋区、腓肠肌及比目鱼肌筋区。

（二）初步疏解"筋结病灶"

在探查"筋结病灶"的基础上，对查出的阳性"筋结病灶"，运用不同的理筋手法进行疏解，达到躯体经筋之"筋结病灶"全面松解的目的。

（三）运用针刺疗法进行"消灶解结"

在手法疏解"筋结病灶"的基础上，对经筋病灶及连锁反应形成的经筋"筋结病灶"，运用针刺疗法手段进行"消灶解结"；要因人、因灶、因病施治，针刺方法要多样化。

（四）拔火罐，增强功效

在针刺"腧穴""病灶""筋结"之后，再进行拔火罐治疗，以增强疗效。

（五）疏头与补遗

所谓"疏头"，即对头部的经筋"筋结病灶"，给予适宜的手法或针刺治疗，以消除头部病症，增强疗效。

所谓"补遗"，系指对于施治遗漏，或患者感觉治疗未满足要求的病变部位，进行必要的补充治疗，以满足治疗需要。

第六节　常见经筋区的壮医经筋施治方法

（一）头部眶膈筋区的施治方法

眶膈筋区，系指鼻骨与眼眶内缘之间部位及眶上沿区域。本区域以理筋手法及针刺疗法施治，施治时运用指合力，以拇指尖切按鼻泪骨间沟肌筋2~3分钟，而后向下切按，到达迎香，再将拇指尖移向眶上沿及内上角，切按大皱眉肌及肌筋；切按时，把拇指尖指向内上角，忌向眼球部触压。接着切按眶上缘中部及尾部，最后揉按或切按眉间印堂。再将手法移至眉梢上部，施以适宜的治疗。必要时，配合单穴皮肤点刺法针治。

（二）颞筋区的施治方法

颞筋区，系指头部颞上线以下，耳根前与眼眶外之间的区域。本区主要有颞前肌、颞后肌及小皱眉肌与筋膜，结构较薄而坚紧，血管神经丰富，常运用手法与针刺疗法联合施治。手法施治，是重点对上述三肌及筋膜，运用拇指腹借助指合力，先行揉抹手法松解局部的肌筋，继之以切按手法，对"结灶"施以"切拨"。切拨的用力宜轻，以患者感到可耐受而舒适为度。切拨的次序，一般按三线（即颞上区线、颞筋区二线及眉梢耳枕线）及三区（颞一区、颞二区及颞三区），自前向后，逐一"消灶"。手法"消灶"每次施以3~4个灶点，达到初步松解为度。对病症广泛的患者，应加颌骨"冠突"及耳前筋结病灶点进行施治。

颞筋区的针刺疗法，可对三肌的结灶各施治一针；必要时，对颞肌腱（即上关穴）加施一针，均以"筋结病灶"为腧，直入直出，不予留针。

（三）枕筋区的施治方法

枕筋区，系指枕骨外粗隆、上项线以下，至风池、风府之间的筋区。本筋区附着颈部部分肌筋，易发生筋性劳伤，但本筋区半长毛发，头皮薄紧，"病灶"隐蔽，紧接颈项，查灶及施治均需花费时间和精力。主要施治方法，是运用手法及针刺治疗，"病灶"常见于脑户、玉枕、脑空、风池及风府。手法乃以切按为主，适当加用掐捏、揉捏。针刺以"结灶"与腧穴相结合为主要施治部位，采用切按固灶的单针点刺方法施治。

（四）颈项筋区的施治方法

颈项筋区，系指后颈及后颈侧，自头至肩之间的筋区。该筋区的肌肉筋膜层次较多，走向变动较大，同时有哑门及重要神经血管，施治时宜特别谨慎，一般施用掐捏揉手法，施治后，按经筋图线或"结灶"，以两线三点针刺。用掐提穴固定法，或按压固定针刺腧穴，直入直出，不予留针，针后施以拔火罐治疗。

（五）肩部筋区施治方法

肩部筋区，系指颈至肩之间的筋区。本筋区较丰厚，属肌筋病症的好发部位，该区域深部有肺尖及重要血管，施治时宜注意。常用捏揉手法及臀按压手法，以掐提方法固定针刺灶穴，用自外向内的一线三点至四点灶刺治手法，针后加施拔火罐。

（六）肩臂肘筋区的施治方法

肩臂肘筋区，系指肩臂至肘腕部的筋区。本筋区范围较广，是经筋病症的好发部位之一，常用按压、捏揉、捏搓、掐搓、弹拨等手法施治。针刺以肩顶、肩前、肘窝等筋区为主要施治灶位，向"筋结病灶"刺治，以单针直刺手法，不留针，针后加施拔火罐。

（七）背部筋区的施治方法

背部筋区面积较宽，其重点筋灶，是夹脊、肩胛内上角、冈下及部分肋结节筋带。施用的手法，常先以滚动法推滚全背及腰部，继之以按压手法对筋结显著部位进行沉压与放松；对冈下肌、肋结节以指合力的拇指指腹按压法或切按施治；对浅层斜肌以适当的体位进行掐捏手法施治；对大小菱形肌筋进行按压及提捏施治，以获得肌筋全面的松解、全背舒适为度。针对主要"筋结病灶"，以紧压的固灶方法，施以点刺达筋膜表层，对肩胛内上角及结节的"筋结病灶"，以紧压病灶于骨面上，加以点刺；对夹脊肌筋，用推向脊椎方向压紧刺疗，疏密度适宜。本筋区的肋间隙不可深刺，以免刺入胸腔造成严重后果。针刺后，于针刺皮表加施拔火罐治疗。

（八）胸前筋区施治方法

胸前筋区，以锁骨下肌筋、胸锁关节及胸肋关节、胸骨表面、肋弓及剑突为常见的经筋"筋结病灶"好发部位；部分患者有胸肋部肌筋及肋部肌筋的损伤病灶，亦可查及左 5 肋胸肋关节及第 11、12 游离肋端的"筋结病灶"；肋弓缘的"筋结病灶"亦可查及。

对胸筋区施治，常用揉抹手法、点切法、切拨法、掐揉法等施治，以轻手法为主，力戒粗暴。胸部针刺，以紧按将"筋结病灶"固定于骨质表面，而后行点刺治疗；对可提掐的肌筋，以提掐方法（如胸肌肌筋），将针刺的肌筋提离胸壁后针刺，针尖不可向胸腔方向行刺。肋部一般刺治的灶位为 3~5 个。针刺后，以吸力较轻的拔罐器行拔罐施治。

（九）腰部筋区的施治方法

腰部筋区，以腰椎两侧肌筋及腰三横突的病变损伤为常见部位，其上连胸脊，下入推滚、臀压、掐捏、拇指腹揉抹等手法施治，患者体位以俯卧及侧位分次行施。针刺以紧压固定"筋结病灶"后行刺，常用俯卧位直刺与侧卧位侧刺的方法，针刺向腰椎体方向刺入，忌向后腹腔方向行刺。为避免刺伤肾脏右腰 2~3 椎体横突间以上（距正中线外 5~7.2cm）及左腰椎体下缘以上的部位，当忌深针。第 12 肋骨以上的区域，属胸腔范畴，忌误刺入。腰部筋区针刺，一般施治三个灶位，但应注意区分浅、深层肌筋的"筋结病灶"位置。针刺后投入轻吸力的火罐施治。

（十）腹部筋区的施治方法

腹部筋区，按九区划分法，分上腹、中腹、下腹三个区域，施治者需掌握每一筋区的解剖情况。腹部常见的"筋结"，多见于腹直肌肌筋、腹外斜肌筋、腹白线及脐下"五皱襞"。对腹部的手法施治，常用抚揉法、轻切揉法；腹侧有时采用掐揉法；对深部"缓筋"，常以拇指腹行切拨及切揉施治。腹部的针刺治疗，是对上述常见肌筋的"筋结病灶"进行点刺，全腹点刺 5~7 针，运用按压固灶或提捏固灶方法。所刺深度，限于腹壁，切忌刺进腹腔。刺治后，行拔火罐治疗。

（十一）臀骶筋区的施治方法

臀骶筋区，指腰骶区间、骶部筋区及臀部筋区的联合筋区。本区域是经筋病症的高发区域，结构复杂，肌肉丰厚，上下并联，牵涉面广。对本筋区的手法施治，一般使用较重的手法，如指腹弹拨法、臀部按揉法、肘尖按揉法及指尖切拨法等。重点施治部位：髂嵴、腰眼、骶背八髎、臀中及臀侧与臀后坐骨结节等筋结病灶。

　　臀筋区的针刺，主要为按压固灶及压拨固灶方法。针刺重点为肌膜结索及其尽筋头、受损的韧带。针刺后行拔火罐治疗。

（十二）下肢筋区的施治方法

　　根据"四维相代"原理，下肢伤筋具有拮抗面、立体性、广泛性的联合损伤特点。大腿前侧筋结病灶好发于伏兔、股内及股外侧肌筋的中部，以及其下端尽筋头；大腿后侧筋结病灶好发于中线及左右侧线的肌筋，以中线为高发筋线，可触及明显的索状结灶物；大腿内上侧肌筋的筋结病灶好发于腹股沟上下股动脉外侧；股后侧肌筋损伤者，步行艰难，其筋结主要来自于坐骨结节。膝膑筋区的筋结病灶好发于膝眼及股、胫肌筋的附着点；腘筋区的筋结病灶呈倒三角形，上两角深伏于腘窝上两侧和腓肠肌内外侧头，下角于腘下中部，另一筋结偏于中部外侧（跖肌肌筋）。小腿后侧筋结呈"Y"字形倒口向上，依经筋标本线图形状分布，上两支筋交于承山，伸向足跟。小腿前外侧的筋结好发于胫前及腓骨沿线区，后者以其中下部位的筋结最为突出。

　　腿部的手法施治，以联合手法为主，对筋结各部位逐个分筋。对筋结病灶分别使用适宜的刺治手法。针后行拔火罐治疗。

第八章　壮医经筋病的治疗

第一节　头面部病症治疗

一、头皮皮下静脉丛炎

（一）概述

头皮皮下静脉丛炎，乃头部皮肉筋脉的常见病症之一。初发阶段为患者头皮局部有麻木感，多位于头部之颠顶，并伴绵绵隐痛。诊查时可以摸到局部头皮增厚、增粗，甚至皮下肿块有隆起，压之有波动感。伴随头晕头痛症状出现，这类现象大多见于颅骨的沟缝上，呈节段性、条索状筋结形态，有的患者甚至在头顶部也能触摸到颗粒状结节。发病原因与患者习惯湿发睡眠有关，男女皆可患病，发病时轻时重，遇寒易发。病变日久，遂觉头部之颠顶有明显的发木感，但经常易被患者所忽视。

（二）症状和体征

1. 症状

（1）头皮麻木：以头之颠顶部麻木反复发作为主，病情较重者，可出现大范围头部麻木感及胀痛感。

（2）头晕头痛：患者常以头晕头痛为主诉求医，成为慢性不明原因头晕头痛的致因之一。

2. 体征

经筋摸结诊查，可查到隐型性的阳性筋结点。

（1）病之初起，头皮局部增厚增粗，多于颅骨的沟缝上查及，呈节段性、索样型的筋结形态。

（2）可在头顶或在以百会为中心的四神聪穴附近，查见颗粒状结节或"痛性小结"。当病灶瘀血较重时，可触及其产生的波动感，但无明显的发红及灼热表现，较大的病灶其形状如粟，波动甚为显著。

（3）多数患者不能发现病灶的所在部位，当医者触诊时，患者才感觉到病灶的异常定位，并与医者产生同步感应。

（三）治疗方法

查到病灶，在排除急性化脓性感染与恶性病变的情况下，可按头皮皮下静脉丛炎处理。对于增厚增粗类型的病灶，可直接运用综合理筋消灶的方法治疗。

1. 理筋手法

主要用拇指对头顶或头枕部、两颞侧的筋结节，或"痛性小结"，进行切拨、切按、揉抹等理筋手法，令病灶之硬结松解，筋舒络活。

2. 针刺疗法

在理筋手法的基础上，对一些固结难解的筋结病灶，联合应用针刺疗法。在严格消毒后，以1寸毫针或一次性注射针头，行局部病灶点刺，深度及疏密度适宜，不宜深刺穿透帽状腱膜。对于瘀血型病灶，分为两次施治：第一次以毫针，在低位向瘀血基部刺入，令其瘀血溢出，拭去血迹，从而产生消肿减压的作用；待瘀血消散后，再按局部增厚型病灶行第二次处理。

二、偏头痛

（一）概述

偏头痛是一种临床常见的慢性神经血管性疾患，以一侧头痛反复性、周期性发作为特征。表现为发作性的偏侧搏动性头痛，伴恶心、呕吐等，在安静、黑暗环境下或睡眠后头痛缓解，经一段间歇期后再次发病。在头痛发生前或发作时可伴有神经、精神功能障碍。偏头痛的患病率，女性为 3.3% ~ 32.6%，男性为 0.7% ~ 16.1%。偏头痛可发生于任何年龄，首次发病多见于青春期。

（二）症状和体征

1. 症状

头痛多偏于一侧，以颞筋区疼痛尤为剧烈。严重者，头若紧箍，痛不可忍，烦躁不安，可伴见局部热感、流泪、头晕、颈僵、恶心、呕吐等。

2. 体征

经筋摸结诊查，可查到隐型性的阳性筋结点。

（1）于眶膈筋区的内上角及眶上缘，查见大皱眉肌筋、眼轮匝肌形成的筋结病灶。

（2）于颞筋区的前、后颞肌及筋膜，除于颞上线查到至少有三个筋结点病灶以外，尚可查到其小索形病灶；部分患者颞肌呈现肌凝块症。

（3）于上关及下关腧穴区，多形成紧张块状病变。

（4）耳筋区的上耳、前耳肌及后耳肌，呈屈曲状筋结。

（5）枕筋区的项上线肌筋附着点及颈部（相当于风池穴），可查到筋结点及斜方肌、颈夹肌、头长肌等呈索样变。部分患者的前胸及背胸，亦可查到相应的肌筋筋结病灶形成。

（三）治疗方法

经筋疗法治疗偏头痛，具有起效迅速，远期疗效巩固，无需药物辅助治疗等优点。

1. 理筋手法

根据眶膈筋区、颞筋区、枕筋区及颈筋区等不同病灶，施以不同的理筋手法，使筋结病灶得以松解。

2. 针刺疗法

在理筋手法的基础上，对一些顽固难解的筋结病灶，联合应用针刺疗法，分次给予"固灶行针"点刺治疗，视病灶及患者承受情况，分别给予适当的治疗量。一般的患者，每次可针刺2 ~ 3 个穴位。若遇风寒加重者，可配合火针疗法。

3. 拔罐疗法

经过理筋手法和针刺疗法治疗后，有些比较严重的患者，还可以在头、颈、背、胸等部位行拔火罐治疗，注意使施治部位保持潮红充血，以利于病灶的吸收修复。

三、颞动脉炎综合征

（一）概述

颞动脉炎综合征，又称 Horton 综合征，古代中医称之为"枢折"，以解剖部位命名，属于大中动脉炎症，可累及多个部位的动脉，但均有颞动脉损害。临床上常以头痛、发热、眼部疼痛、全身疼痛、乏力、失眠和进行性视力障碍，甚至失明为特征。

（二）症状和体征

1. 症状

（1）早期症状：起病较轻多呈隐匿性，多表现为全身症状，包括发热、不适、疲乏无力、消瘦、多汗、贫血、头痛和关节痛等。

（2）突出表现为患部呈搏动性刺痛，沿颞动脉方向，可有皮色潮红而肿，或呈蛇形硬条索状压痛，动脉搏动减弱，乃至消失。

（3）可伴有风湿性多发性肌痛症，表现为双侧性对称性肌僵直疼痛，颈部、肩部、下背部、髋关节、大腿等处疼痛，活动时明显。有些患者常以风湿性多发性肌痛症为首发症状。

2. 体征

（1）颞筋区可查到颞动脉的脉壁增厚，或呈蛇形状的硬索样变，还可见到颞肌紧张性亢进。

（2）在颞肌附着于颞上线的三点牵拉引力点，出现筋结病灶。在眶筋区、颈筋区、冈上筋区等，查到不同程度的筋性病变形成，以颈侧筋区的经筋筋结尤为明显。

（三）治疗方法

经筋疗法对于颞动脉炎，具有缓筋止痛、软坚解结的良性反馈性治疗作用。一般首次施治后，局部疼痛即获显著缓解，坚持治疗，可多年不复发。

1. 理筋手法

在头颈肩背筋区的重点区域，施以理筋手法进行舒筋解结。

2. 针刺疗法

在理筋手法的基础上，对颞筋区颞动脉形成的固结难解病灶及筋结病灶，联合应用针刺疗法，分次给予"固灶行针"点刺治疗，视病灶及患者承受情况，分别给予适当的治疗量。同时，对颈项筋区、肩背筋区牵连受累及的肌筋，施以适宜的针刺治疗。

3. 拔罐疗法

经过理筋手法和针刺疗法治疗后，有些比较严重的患者，于额、颞、颈、背筋区，施以拔火罐治疗，令之筋舒络活，有利于病变中颞动脉及周围肌肉炎症的消除。

四、筋性眩晕症

（一）概述

筋性眩晕症，是由于肌筋收缩失衡所致，尤其是以头颈部的肌筋伸缩失衡，致使患者感到头晕及有摇晃感，但无旋转性晕感的一类筋性疾病，是目前发现的 29 种筋性类似病之一。

（二）症状和体征

1. 症状

常于感寒受凉或上呼吸道感染时伴发起病，症状突出。主要是感觉头部及躯体晃动，而有失衡感，以轴心失衡为主要感觉，但旋转感缺如，无典型恶心呕吐、眼球震颤等表现。好发于体质强壮的青壮年，病情持续时间较长，数月乃至半年，症状不自行终止，一般的抗晕药物疗效欠佳。

2. 体征

筋性眩晕症的阳性病灶好发于头颈筋区，经筋摸结诊查，可查到隐型性的阳性筋结点。

（1）头部眶膈筋区的 7 个经筋穴位，颞筋区的前颞肌、后颞肌、小皱眉肌，以及耳筋区的耳上肌、耳前肌、耳后肌，皆可见肌紧张性亢进反应。

（2）眶筋区的大皱眉及颞筋区的小皱眉肌，形成挛缩反应的筋结点甚为突出。颞前肌的前肌束和前、后颞肌的联合部及颞筋膜，亦呈肌张性亢进。

（3）颈侧胸锁乳突肌、头夹肌、颈夹肌、颈长肌等，牵张性增强。

（4）颗粒型的筋结点，常于颞上线的肌筋牵拉应力点、耳肌分叉点及颈部胸锁乳突肌的中点查出。

（三）治疗方法

本病治疗是运用综合疗法的施治手段，疏通经络，令经络通畅无阻，运输气血，濡养筋肉，筋柔节利，拘去急除，晕乃自息。

1. 理筋手法

重点对颈项、胸背及肢体肌筋，颞筋膜、小皱眉肌、耳三肌及颈侧筋结穴位，进行广泛的舒筋活络治疗，达到整体功能的基本平衡，并配合正骨手法，理顺颈部骨关节。

2. 针刺疗法

在理筋手法的基础上，重点对头颈眶膈筋区、颞筋区及颈侧和颈后筋区的筋结病灶，联合应用针刺疗法，分次给予"固灶行针"点刺治疗，视病灶及患者承受情况，分别给予适当的治疗量。一般的患者每次可针刺 2~3 个穴位，施行系列解结的治疗，令阻闭的筋结点气行而血脉通畅，促进气血调和、筋脉顺畅，也可配合火路放血。

3. 拔罐疗法

经过理筋手法和针刺疗法治疗后，有些比较严重的患者，还可以在所针刺穴位的皮肤表面，或在颞、额、颈、肩及背部经筋穴位，施予拔火罐治疗，既可促进血脉疏通，又可令其邪从表解，缩短病程，增强疗效，促使疾病转归。

五、脑囊肿术后后遗症

（一）概述

脑囊肿，乃系脑组织与其附属物形成囊性肿物，并产生不同程度脑压迫症状的病症。虽然脑囊肿属于良性赘物，但其体积较大，可产生对脑部的压迫，形成脑部的占位性病变。在占位性病变形成期，脑组织受到囊肿体积胀大压迫，产生系列性压迫症状。其中，发生眼睑下垂形成的眼裂变小、麻痹性内斜视、肢体功能障碍等颇为常见。囊肿手术切除或引流术后，所遗留的后遗病症表现，称为脑囊肿术后后遗症。在一定条件下，本病病变性质与脑部占位性病变、脑出血等具有类似的病情，即脑损伤及脑损伤的后遗症。

（二）症状和体征

脑囊肿的体征表现，乃根据脑囊肿所处的不同部位来认定。一般常见的后遗症，多以眼部的病态及肢体运动功能障碍为主要表现，其中麻痹性内斜视、眼球外展运动受限，以及一侧肢体偏瘫或畸形，是本病的常见体征表现。

（三）治疗方法

脑囊肿后遗症，脑中枢性损伤与局部体征并存，为第一种类型；将中枢经筋疗法损伤体征表现去除，而纯肢体性后遗症独存，为第二种类型。第一种类型以治脑伴治残肢的方法施治；第二种类型重点放在治疗后遗症上。

1. 理筋手法

在经筋查灶，查明阳性筋结病灶分布所在体位后，贯彻"以灶为腧"的施治原则，运用理筋医疗手法，对筋结病灶加以施治，令病灶获得初步的舒筋活络。

2. 针刺疗法

在理筋手法的基础上，对固结病灶分次给予"固灶行针"点刺治疗，视病灶及患者承受情况，分别给予适当的治疗量，进行消灶解结。

3. 拔罐疗法

经过理筋手法和针刺疗法治疗后，有些比较严重的患者，可在所针刺穴位的皮肤表面再施予拔火罐治疗，以增加治疗量，缩短病程，增强疗效，促使疾病转归，减轻患者疾苦。

六、筛前神经综合征

（一）概述

筛前神经综合征，又称 Charlin 综合征。本病常见于筛窦炎、鼻中甲肥大等，导致鼻睫状神经及筛前神经受激惹而诱发。

（二）症状和体征

1. 症状

本病多表现为神经分布的区域不定性疼痛，多为额部疼痛，并向鼻梁和眼眶放射，伴有不同程度的反应性眩晕感、颈痛、僵硬感、流泪等。

2. 体征

可见患者的眶膈筋区、颞筋区、颧筋区存在筋结的反应性病灶，亦常于颈项筋区、肩背筋区等，出现不同程度筋性反应的筋结，形成整体机体反应与局部症状突出为特点的病症表现。

（三）治疗方法

运用局部消灶解结，结合整体调机的综合理筋疗法进行治疗，经筋疗法治疗筛前神经综合征的疗效满意，远期疗效良好。

1. 理筋手法

重点对患者眶膈筋区的 7 个经筋穴位，以及颞、颈、肩、背筋区，在查灶基础上，以不同的理筋手法进行治疗，施以舒筋活络的调治。

2. 针刺疗法

在理筋手法的基础上，对一些固结难解的筋结病灶，联合应用针刺疗法，分次给予"固灶行针"点刺治疗，视病灶及患者承受情况，分别给予适当的治疗量。

3. 拔罐疗法

经过理筋手法和针刺疗法治疗后，有些比较严重的患者，还可以在所针刺穴位的皮肤表面或额筋区、颞筋区，再施予拔火罐治疗，以增加治疗量，缩短病程，增强疗效，促使疾病转归，减轻患者疾苦。

七、外展神经麻痹

（一）概述

外展神经麻痹，是指因一条眼外肌或多条眼外肌麻痹，或运动受限所致眼球向内聚视，外展运动受限。壮医学认为，筋结病灶的挛缩，发生经筋的阻闭不通，导致眼部肌筋失其所养，筋之伸缩功能受碍而引发。由于眼球向内侧固定凝视，患侧眼球的外巩膜（俗称白膜）显露突出，故民间称之为"白眼病"。

外展神经麻痹常见于颅脑外伤、高血压、糖尿病患者，颅内肿瘤的初期体征也常表现为外展神经麻痹。

（二）症状和体征

1. 症状

（1）患侧眼球向内聚视，向外运动障碍；两侧眼球的外展神经同时发生病变时，两个眼球皆可内侧聚视，俗称"斗鸡眼"。

（2）轻度患者眼球向外侧运动仅轻度受限；中度患者患侧眼球常可只转动至眼中轴；重度患者患侧眼球转动完全丧失。

（3）单纯性眼部外展神经麻痹仅以眼球运动障碍为主要临床表现，部分患者伴有弱视、复视症状，眼球形态一般不出现特殊改变。

2. 体征

经筋摸结诊查，可查到隐型性的阳性筋结点。

病灶结节主要分布在眼眶内上角、眶上缘中部、眼眶梢的经筋线行程终止点的"目上网"及"目下网"。病灶形征以颗粒型者为主，亦可见片状之筋结及线性形征的病灶体态。

（三）治疗方法

经筋疗法对外展神经麻痹的疗效显著，尤其是治疗脑部车祸伤、脑囊肿术后遗留性及先天性内斜眼，疗效确切。

1. 理筋手法

针对眶内上角、眶上缘中部4号穴位，以及"目上网"与"目下网"等眶膈筋区，查明病灶的位置后，先将"钳弓手"大拇指（左）置于眶上缘中点骨边缘，采用切拨法、切按法等具体手法进行治疗，使筋结病灶得以初步松解，疼痛得以缓解。

2. 针刺疗法

在理筋手法的基础上，对一些固结难解的筋结病灶，联合应用针刺疗法，分次给予"固灶行针"点刺治疗，视病灶及患者承受情况，分别给予适当的治疗量。

3. 拔罐疗法

经过理筋手法和针刺疗法治疗后，有些比较严重的患者，还可以在所针刺穴位的皮肤表面或额部，再施予拔火罐治疗，以增加治疗量，缩短病程，促使疾病转归，减轻患者疾苦。

八、青少年近视

（一）概述

近视，是指眼的屈光度数太大，或眼的纵轴长度较大，当平行的光线进入眼球之后，其成像于视网膜之前，因此，看远物时视力不好，而看近处的物体时较清楚，故称之。近视可分为假性近视和真性近视。假性近视多见于青少年，主要是由于眼内睫状肌疲劳，使调节功能降低而致；真性近视是眼轴变长，外界光线仅能射在视网膜前面，因此，患者只能看到近处的东西，对远处物体模糊不清。其原因多由不适当地用眼，如长时间近距离工作、在光线暗淡等情况下看书、姿势不正确等。此外，高度近视与遗传因素亦有一定关系。

（二）症状和体征

1. 症状

以视远物模糊不清，视近物时仍正常为其特征。当看书时间较长时，自我感觉头晕、脑胀、视力障碍等。

2. 体征

（1）可出现眼球突出或眼球凹陷。

（2）眼眶周围的肌筋、颞筋区及颈筋区可查及筋性病灶。

（三）治疗方法

青少年近视主要是由于肌性疲劳所产生，治愈后，在过度用眼力劳动及机体功能变化时，尚可复发，目前尚未有一劳永逸的治疗方法，故除了治疗外，尚需学会自我调节，并持之以恒。

1. 理筋手法

首先，重点在眼眶周围的肌筋施予理筋手法，以"钳弓手"方法，采用切拨法、切按法、揉抹法等具体手法进行治疗，手法要随着施治的需要而灵活变化。例如，对眶膈区 1 号穴位施治时，宜将四小指并拢，贴于患者的额外，用拇指尖以切按、切拨等方法施治；施治眶膈区 2 号穴位时，将四小指并拢，贴于患者的额角，拇指以反方向的位置，将指尖自眼眶内上角向内上方进行切拨穴位治疗，不可向眼球方向切按，使筋结病灶得以初步松解，疼痛得以缓解。

2. 针刺疗法

在理筋手法的基础上，对一些固结难解的筋结病灶，联合应用针刺疗法，分次给予"固灶行针"点刺治疗，视病灶及患者承受情况，分别给予适当的治疗量。

3. 拔罐疗法

经过理筋手法和针刺疗法治疗后，有些比较严重的患者，还可以在所针刺穴位的皮肤表面，再施予拔火罐治疗，以增加治疗量，缩短病程，促使疾病转归，减轻患者疾苦。

九、面神经麻痹

（一）概述

面神经麻痹，又称为面瘫，以面部表情肌群运动功能障碍为特征，一般表现为口眼㖞斜、眼睑下垂、面肌麻痹等的病症。患侧往往连最基本的抬眉、闭眼、鼓腮等动作都无法完成。任何年龄均可发病，但以青壮年较为多见，男性多于女性，绝大多数为一侧。引起面神经麻痹的病因有多种，临床上分为中枢性面神经麻痹和周围性面神经麻痹两种。周围性面神经麻痹多因面神经在茎乳突孔内急性非化脓性炎症引起，中枢性面神经麻痹多因脑血管疾病和脑肿瘤等原因而产生。

（二）症状和体征

1. 症状

患者患侧眼睑下垂，眼裂变宽，面部表情肌运动丧失，鼻唇沟变浅乃至消失，口歪向健侧，皱眉动作丧失，鼓腮时及笑时，面部偏歪，口裂不能合拢；可伴有流泪、面部发紧、偏头痛、倦怠、额纹消失、眼部肿等。

2. 体征

（1）皱眉动作丧失，鼓腮时及笑时，面部偏歪，口裂不能合拢。

（2）常见患侧脸板质地变硬；大皱眉肌、鼻肌、上提唇肌、颧肌、咬肌、口轮匝肌、降口角肌、降下唇肌、二腹肌后腹等肌筋呈结块状，触捏时疼痛显著。

（三）治疗方法

1. 理筋手法

充分运用指合力的作用和功能，于患者额部进行揉抹、揉捏等理筋治疗；将脸板提捏，并轻轻地进行轮转性按摩，令脸板由硬结变柔软；然后将钳弓手的拇指指腹置于攒竹至眼眶内上角大皱眉所处的部位，施以切拨的理筋手法；顺将施治手法延向眉心、眼眶上缘、眼眉外梢，对小皱眉肌及颞肌、耳肌分别施以切按、切拨及切揉的理筋手法施治；对眼与鼻骨间沟，运用拇指尖作为施治工具，从目内眦至迎香之间的鼻骨与泪骨间沟，施以切按手法治疗；对颧肌、提上唇肌、降口角肌等可提捏的小肌，尽可能采用提捏捻转手法加以施治；对咬肌、二腹肌二腹用切按法及切拨法揉筋进行施治，筋舒络活，以利于麻痹的康复。

2. 针刺疗法

针对上述筋结部位，运用毫针分次进行筋结病灶针刺治疗。重点的针刺穴位是二腹肌的二腹筋结点、咬肌的颊车点、提上唇肌的上唇筋结点、降口角肌的下唇筋结点，可配合火针疗法。

3. 拔罐疗法

对接受拔火罐治的患者，可分别于眉上额部、颧部及颊部行拔火罐治疗。部分合并颈肩不适而查有伤筋者，予颈后侧、肩背部等处拔火罐治疗。

第二节　肩颈部病症治疗

一、急性斜颈

（一）概述

急性斜颈是指因突发性颈部一侧肌肉疼痛而致头颈部活动受限，颈部被动向一侧倾斜，呈屈曲位或后伸位，俗称"落枕"。其发病多由睡眠时枕头高低不适，姿势不良，致使胸锁乳突肌、肩胛提肌、斜方肌在较长时间内处于过度伸展状态，或加之当风受寒，致肌肉痉挛，局部血运不畅，代谢产物滞留，刺激又加重了肌肉痉挛，致使症状加重。也有由于肌肉痉挛牵致颈椎寰枢关节或小关节发生轻度位移所致。

（二）症状和体征

1. 症状

一般表现为起床后感觉颈后部、上背部疼痛不适，颈僵，活动受限，以一侧为多见，由于身体由平躺改为直立，颈部肌群力量改变，可引起进行性加重，甚至累及肩部和胸背部。

2. 体征

（1）颈部僵直、动作不协调：颈部僵硬，多呈不同程度的耸肩、缩颈、头略向对侧仰转，姿态生硬板滞。头颈各向活动有不同程度受限，以转头困难，需以伴随转身才能转头。全身动作缓拙不协调，给人以生硬、呆板之感。

（2）肌肉僵硬、压痛：颈部肌肉紧、僵硬，椎旁风池穴可有压痛点，特别是患侧的斜方肌、肩胛提肌，甚至胸锁乳突肌均明显地胀厚、紧张，或僵硬、压痛、痉挛，并形成各种病灶点。

（三）治疗方法

本病的施治，贯彻局部与整体相结合及分型辨证施治的治疗原则，运用综合疗法施治。

1. 理筋手法

在患侧颈、肩、背部查明经筋病灶的分布范围，准确定位后，用揉拨法、抓拿法、"钳弓手"手法、正骨手法等进行治疗，使筋结病灶得以初步松解，疼痛得以缓解。

2. 针刺疗法

在理筋手法的基础上，对一些固结难解的筋结病灶，联合应用针刺疗法，分次给予"固灶行针"点刺治疗，视病灶及患者承受情况，分别给予适当的治疗量。

3. 拔罐疗法

经过理筋手法和针刺疗法治疗后，于颈肩背拔火罐，以祛风散寒，机体功能获得平衡，全身舒适。

二、肩胛提肌劳损

（一）概述

肩胛提肌劳损是指由于劳作需要，或因上肢突然过度后伸，易造成该肌肉的急性损伤及慢性劳损，引起肩颈部疼痛或颈侧上部呈酸胀性疲乏困倦，并有重压感觉。该肌的损伤临床上较为多见，但易被忽视，一般都诊断为颈部损伤、肩胛疼痛等，使该病久治不愈。

（二）症状和体征

1. 症状

本病多表现为颈侧上部呈酸胀性疲乏困倦，并有重压感觉。肩胛上区不适，多于劳累、外感受凉时症状加重，颈部不适，伸侧颈部感觉局部僵紧。

2. 体征

经筋摸结诊查，可查到筋结。

（1）于上颈侧，自乳突后下方起，延颈椎横突外缘，触到贴紧性的索样筋结。

（2）肩胛内上角可触及粗糙状的筋结点，异常敏感，切按则产生剧痛。

（3）下颈肌外侧束，细查可见索样筋结。

（三）治疗方法

对于本病的治疗，采用综合理筋法，对肩胛提肌慢性劳损，具有施治直达病所、起效迅速、疗效显著等优势，手法及针刺治疗，皆以该肌筋的起始及终止点为治疗重点。

1. 理筋手法

首先探索到肌群中的结索样物，运用"钳弓手"的指合力，以大拇指的指尖功能，置于颈外侧肩胛提肌起始部形成的索样筋结面上，呈垂直切角，施以切按、切拨的手法施治；再由内向外，徐缓地捏治僵紧的肌腹，最后将拇指尖置于肩胛内上角内侧，以弹拨法及切拨法对肩胛提肌止点附着的筋膜进行治疗，该点的敏感性较强，宜运用较轻的手法，以免产生严重的后遗感。

2. 针刺疗法

在理筋手法的基础上，联合应用针刺疗法，常于左右肩胛提肌尽筋上及该肌行程中段，三者各施以刺治一针。风寒严重者可配合火针。

3. 拔罐疗法

经过理筋手法和针刺疗法治疗后，有些比较严重的患者，还可以在所针刺穴位的皮肤表面或背部华佗夹脊穴，再施予拔火罐治疗。

三、冈上肌综合征

（一）概述

冈上肌综合征，是指冈上肌劳损发生后，出现该肌功能障碍或病变的系列临床表现，如肩颈疼痛，患肢肩部外展一定弧度时功能受限等。

本病症好发于中青年以上年龄的体力劳动者、家庭妇女、军人、运动员、搬运工人等。多因冈上肌受到"超阈限"的承受力，或过长时间的重物挤压，导致其血络的气血濡养失常，或肌纤维受牵拉性致伤。因冈上肌位于颈臂连接处，起到了桥梁作用。因此，冈上肌综合征实际上属于颈臂综合征的一部分。

（二）症状和体征

1. 症状

（1）以肩峰大结节处为主的疼痛，并可向颈、肩和上肢放射。肩外展时疼痛尤甚。

（2）肩关节活动受限，活动受限以肩关节外展至60°~120°时，可引起明显的疼痛。

2. 体征

（1）在冈上肌抵止部的大结节处常有压痛，并随肱骨头的旋转而移动。

（2）冈上窝肌筋的中部可触及手表链样的索样物，居于冈上窝肌筋的中部并向外端延伸，至冈上缘同锁骨合拢处时难以触及。

（3）于肱骨大结节上部冈上肌的抵止点，可触诊到局限性的筋结颗粒。

（4）累及性损伤肌筋的检查：常见肩胛提肌、冈下肌、三角肌、喙肱肌及胸小肌等合并累及性受损，这些肌筋出现相应的病理性结筋病灶。

（三）治疗方法

经筋疗法对冈上肌综合征的治疗，以舒筋解结、疏通经络、调节筋肉气血畅通为原则。针对冈上肌病态形成筋结，以手法、针刺、拔火罐及辅助治疗的综合疗法进行施治。

1. 理筋手法

将冈上肌及其病损累及的颈、肩、臂、肘肌筋，进行全面舒筋治疗，令其初步松解，血脉运行畅通。

2. 针刺疗法

在理筋手法的基础上，分别于冈上肌索样结灶的中段及外侧末段，进行针刺消灶法的刺治。针刺的深浅度以针尖刺达结索样物的筋膜层即可。与此同时，左手以拇指与其他四指的指合力，将结索病灶进行旋转式转动，使针尖对圆索物做圆周性的点刺治疗，这一刺治法，称之为冈上肌病灶两段圆周点刺施治法。对冈上肌的抵止点，以左手大拇指尖于肱骨大结节的上端进行切按固灶；右手持针，进行直入直出地刺治。

3. 拔罐疗法

经过理筋手法和针刺疗法治疗后，于肩、颈、臂施以拔罐治疗。

四、冈下肌综合征

(一) 概述

冈下肌综合征，乃是指冈下肌劳损发生后，呈现与该肌功能障碍或病变的系列临床表现，通常由沿着肩胛冈和肩胛骨内侧缘的激发点引起上臂外侧疼痛，患肢上臂外旋转一定弧度时功能受限等。除其所在部位疼痛之外，病情常波及侧颈部及头部，产生电击样疼痛，并向小指传感。冈下肌综合征实际上是颈肩综合征的组成部分。

(二) 症状和体征

1. 症状

冈下肌劳伤时，肩背部和上臂酸胀不适、疼痛，肩部内收外展及旋转活动受限。

2. 体征

(1) 压痛：冈下肌局部、肱骨大结节处可有压痛。

(2) 结灶：常于肩胛骨后侧、冈下窝触及块状或条索状物，其质地坚硬，于冈下窝向肩胛外上部延伸。

(3) 将诊查的方位向上，延伸诊查冈上窝筋区、颈后侧筋区，常见冈上肌、肩胛提肌合并不同程度的劳损阳性体征；向上肢延伸进行诊查，常见三角肌后侧、肱三头肌及肘外侧的肘肌、尺侧腕伸肌、小指伸肌呈现累及性劳伤。

(三) 治疗方法

1. 理筋手法

首先进行循经手法的理筋舒筋治疗，使用揉拨法、推拨法、弓钳手法等进行治疗。

2. 针刺疗法

在理筋手法的基础上，对冈下肌的筋结病灶点，以"固灶行针"点刺法施加针刺治疗，视病灶及患者承受情况，分别给予适当的治疗量。一般针刺 2 至 3 个筋结病灶穴位，直入直出，不留针；刺治重点是筋结病灶中最结硬的病灶点，即贯彻中医经典所指出的"坚紧者，破而散之，气下乃止"的治疗经验。

3. 拔罐疗法

经过理筋手法和针刺疗法治疗后，有些比较严重的患者，可于刺治部位的皮表施以拔火罐治疗，以增强疗效。

五、颈椎病

（一）概述

颈椎病又称颈椎综合征、颈椎症，壮医称为"活邀尹"，属"发旺"病范畴，是颈椎骨关节炎、增生性颈椎炎、颈神经根综合征、颈椎间盘脱出症的总称，是一种以退行性病理改变为基础的疾患。主要是由于颈椎长期劳损、骨质增生，或椎间盘脱出、韧带增厚，致使颈椎脊髓、神经根或椎动脉受压，出现一系列功能障碍的临床综合征。本病是一种常见病，好发于40～60岁，多由于长期从事伏案工作，长期垫高枕睡觉，或因风寒湿邪乘虚侵入，导致慢性积累损伤致病；年轻患者多由颈部直接或间接急性损伤而引起。

壮医学认为，肌筋硬结，关节失稳，外感风寒，是导致颈椎病的重要原因。从现代解剖及临床来看，当肩胛提肌、斜方肌和菱形肌等肌群在超阈限牵拉的条件下发生损伤，形成壮医所谓的"筋结点"，又称病灶。颈椎病各类型都可在颈、肩、背的肌筋起止点查到筋性病灶；若椎体骨赘形成，压迫神经根或脊髓，可导致一系列临床症状和体征，也可配合经筋查灶来确定压迫部位。颈椎病各类型均可从筋论治，颈椎病可分为颈型颈椎病、神经根型颈椎病、椎动脉型颈椎病、交感神经型颈椎病、脊髓型颈椎病等。

（二）症状和体征

1. 颈型颈椎病

（1）症状：颈型颈椎病的临床症状突出地表现为颈部疼痛，疼痛呈持续性酸痛或钻痛，头颈部呈强迫体位，活动或受寒时加重，疼痛部位可累及颈项部、肩背上部，严重者可涉及脑后和上肢，但无根性之区域放射性痛，患者常伴有颈部僵硬感。

（2）体征：患侧颈部肌肉紧张、活动受限；经筋查灶可在胸锁乳突肌后缘、乳突后下方、颈 $C_3 \sim C_6$ 横突点、斜方肌、肩胛提肌起止点、肌筋膜等部位，有明显压痛的"筋结点"或条索状硬结；诊查无神经功能障碍之体征。

2. 神经根型颈椎病

（1）症状：突出表现为颈部脊神经根性疼痛，呈钻痛或刀割样痛，也可以是持续性隐痛或酸痛，并向肩、前臂乃至手指部放射，多局限于一侧。当上肢伸展及颈部过屈、过伸时，均可诱发或加剧疼痛，部分患者可伴有一侧上肢沉重无力或手指麻木萎缩。

（2）体征：经筋查灶可见颈 $C_4 \sim C_7$ 横突尖部有明显的筋性病灶，触压时可向肩、臂放射痛，受压神经支配区域皮肤感觉减退、肌力减弱、腱反射异常，臂丛神经牵拉试验阳性，椎间孔压缩试验阳性。

3. 椎动脉型颈椎病

（1）症状：临床以头痛、眩晕、视觉障碍等为主症，特点是头痛呈发作性，其性质为跳痛，多局限于一侧颈枕部或枕顶部，有时可向眼眶区和鼻根部放射，多于晨起或转动头颈部后加重。眩晕呈发作性眩晕，常因变换体位、头部过度旋转、屈伸时加重。视觉障碍主要表现为发作性视力减弱，出现闪光、暗点、复视等。

（2）体征：经筋查灶可见颈后棘突有压痛、颈部乳突椎动脉点（相当于安眠穴）和胸锁乳突肌中点后缘下方，可查出明显的筋结病灶点，触压此点可引发显著的疼痛和异常感觉，位

NOTE

置性眩晕试验阳性。

4. 交感神经型颈椎病

（1）症状：临床表现为头晕、眼花、耳鸣、手麻、心动过速、心前区疼痛等一系列交感神经症状，疼痛性质为酸痛、压迫性或灼性痛等交感神经痛的特点；有时可以出现枕部痛、头沉、胸闷、肢凉、肤温低，或手足发热、四肢酸胀、血压改变、心脏异常等症状。个别患者可出现听、视觉异常。

（2）体征：经筋查灶可见颈椎棘突或患侧肩胛骨内上角常有筋结病灶点，颈中交感神经节处（相当于胸锁乳突肌中段后下点）、乳突点、风池穴点、肩关节周围筋结点等，伴有肌肉痉挛、强直反应。

5. 脊髓型颈椎病

（1）症状：临床可出现双下肢麻木、发冷、疼痛和乏力、步态不稳，严重者可致瘫痪，个别患者可出现尿急或排便无力。

（2）体征：脊髓型颈椎病表现为颈椎间盘退变本身及一系列继发性病理改变，如椎节失稳、松动；髓核突出或脱出；骨刺形成。该型采用壮医经筋疗法效果不佳，建议尽早手术治疗。

（三）治疗方法

1. 理筋手法

先用滚法在肩背上部松筋 3～5 遍，继用肘部软（前臂内侧）、硬（前臂外侧）、尖（鹰嘴）、钝（肱骨内上髁）四个部位分别在斜方肌、肩胛提肌、菱形肌、冈上肌等进行点、按、推、揉、弹拨、拍打等理筋手法，重点对上述肌群的起止点、交叉点、应力点所形成的筋结病灶进行松筋解结，手法由轻到重，刚柔相济，以局部充血松软为度。然后用捏拿法和弹拨法在颈项两侧横突点、后棘突、胸锁乳突肌、颈斜角肌、臂丛神经等进行全面松筋解结，使颈三角，即由肩胛提肌 - 颈斜角肌 - 胸锁乳突肌构成的三角形达到动态平衡。最后点按天宗穴，拿提肩井穴。

2. 针刺疗法

在理筋手法的基础上，对一些固结难解的筋结病灶，联合应用针刺疗法，分次给予"固灶行针"点刺治疗，视病灶及患者承受情况，分别给予适当的治疗量。神经根型颈椎病可配合火针。

3. 拔罐疗法

经过理筋手法和针刺疗法治疗后，有些比较严重的患者，还可以在所针刺穴位的皮肤表面或背部华佗夹脊穴，再施予拔火罐治疗。

六、颈肩综合征

（一）概述

颈肩综合征是以颈椎退行性病变为基础（椎间盘突出、骨质增生等），引起颈肩部酸麻、胀痛，或臂肘的肌筋发生酸麻、痹痛、乏力感，或功能障碍、活动受限等临床表现的病症。

颈肩综合征的发展大致分为三个阶段，早期长时间紧张工作后，出现头晕、颈肩部劳累等症状，此时只要注意适当进行体育活动和放松，或进行局部治疗，便可恢复。若早期症状没被重视，使病变进入中期，就会出现颈肩部肌肉群痉挛、颈部发僵、两上肢酸麻胀痛等症状。此时颈椎已发生退行性改变，但仍在可逆阶段，规范治疗可防止退行性病变的发展。若忽略了中期治疗，使疾病进入后期，骨质增生密度增高，椎间盘突出的髓核机化，椎管变狭窄，将使治疗难度增加。

（二）症状和体征

1. 症状

（1）僵紧：颈部肌筋僵紧感，强行活动颈部时，会导致肩肘的病情加重。

（2）上肢发麻：自肩至小指端出现特殊异常感觉，上肢发麻；部分患者可出现上肢的轻度震颤。

2. 体征

（1）肩、手部肌肉萎缩，肌力下降；肩、手功能障碍；肩部可有压痛。

（2）颈侧胸锁乳突肌中段后侧深层可查到肌筋的结硬病灶，触压疼痛异常。

（3）上胸锁骨中线第 2 肋骨表面可查到颗粒型病灶。

（4）肩胛提肌起始段（$C_2 \sim C_4$ 横突）、沿途及终末附着点（肩胛内上角），多呈硬结块状及索样变化。

（三）治疗方法

1. 理筋手法

对颈、肩、臂、肘的筋结，分别施以解结及解锁的理筋手法，达到筋结的紧张状态全面松解，患者获得显著的舒适感，肢体活动功能明显改善。

2. 针刺疗法

在理筋手法的基础上，分别对颈、肩、臂、肘的筋结病灶加以针刺治疗，分次给予"固灶行针"点刺治疗，视病灶及患者承受情况，分别给予适当的治疗量。

3. 拔罐疗法

经过理筋手法和针刺疗法治疗后，有些比较严重的患者，还可以在所针刺穴位的皮肤表面或肩、背部华佗夹脊穴，再施予拔火罐治疗。

七、肩周炎

（一）概述

肩周炎是肩关节周围肌肉、韧带、肌腱、滑囊和关节囊等软组织损伤、退变而引起的关节囊和关节周围软组织的一种慢性无菌性炎症。临床以肩部疼痛，肩关节活动受限，肩部肌肉萎缩为主症，又称肩凝症（冻结肩），因多发生于 50 岁左右的中年人，又称"五十肩"。

（二）症状和体征

1. 症状

（1）多发于 50 岁左右的中年人。

（2）肩部疼痛，初始往往较轻，且呈阵发性，常因天气变化及劳累而诱发。随着时间的推移，逐渐发展为持续性疼痛，尤其在内旋、后伸、外展时表现更为明显，甚至剧痛难忍。

2. 体征

（1）肩关节活动受限：肩关节明显僵硬，并呈全方位的关节功能活动受限。穿衣、插手、

NOTE

摸兜、梳头、摸背、晾晒衣物等日常活动都会发生困难。

（2）肩部肌肉萎缩：肩周炎后期，因患者惧怕疼痛，患肩长期不能活动，三角肌等肩部肌肉可发生不同程度的废用性萎缩。

（三）治疗方法

1. 理筋手法

对肱二头肌及大圆肌、小圆肌分别施以揉筋、缓筋的治疗方法，令其筋结状态舒缓，血脉疏通。

2. 针刺疗法

在理筋手法的基础上，分别于肱二头肌长、短头及大圆肌、小圆肌的尽筋头，以"固灶行针"点刺法，直入直出刺治一针，于肱二头肌肘部、大圆肌、小圆肌交叉处筋结点，各予施治一针。疼痛甚者可配合火针治疗。

3. 拔罐疗法

针刺疗法治疗后，在针处进行拔罐治疗。

八、网球肘

（一）概述

"网球肘"是由于各种急慢性损伤造成肱骨外上髁周围软组织的无菌性炎症，又称"肱骨外上髁炎""肱桡关节外侧滑囊炎"等。多见于长期、持续做肘腕关节负重屈伸运动者，男女均见，以受力多的一侧易患此症。

（二）症状和体征

1. 症状

（1）起病情况：起病缓慢，起病后患者感觉在肱骨外上髁及肱桡关节附近有酸痛，肘关节不肿，外观无畸形出现，屈伸活动自如，手的握力减弱，前臂感觉无力。

（2）疼痛：尤其在前臂旋转、腕关节主动背伸及提、拉、端、推（如拧螺丝、旋门把、提水壶、端脸盆、推车扫地）等动作时，疼痛更甚，并向臂部及前臂远端放射，如果用力操作或劳动时间过长，疼痛会明显加重。严重时手中握持物品会不由自主地掉落。

2. 体征

（1）压痛：在肱骨外上髁上方、肱骨外上髁、桡骨头、桡侧腕伸肌上部均可有明显压痛。

（2）肌萎缩：肱骨外上髁处一般不肿胀或肿胀不明显，较重时可有微热，严重时可有明显高突或出现夜间疼痛，病史长者可在外上髁处出现肌萎缩。

（3）网球肘试验阳性：当前臂旋后并伸直肘关节时无疼痛，但前臂旋前位并将腕关节屈曲后再伸直肘关节时（由于桡侧腕伸肌张力增大），如引起肱骨外上髁处疼痛，即为阳性。

（三）治疗方法

1. 理筋手法

对肱桡肌及桡侧腕长伸肌分别施以揉筋、缓筋的治疗方法，令其筋结状态舒缓，血脉疏通。

2. 针刺疗法

在理筋手法的基础上，分别于肱骨外上髁外侧及桡侧腕长伸肌尽筋头，以"固灶行针"

点刺法，直入直出刺治一针，于肱肌、桡侧腕长伸肌的近端筋结点，各予施治一针。也可用火针进行点刺。

3. 拔罐疗法

经过理筋手法和针刺疗法治疗后，有些比较严重的患者，还可以在肘部的外侧及前侧，分别进行拔罐治疗。

九、肋端综合征

（一）概述

肋端综合征指胸廓局部伤筋导致的胸闷不适、隐痛等系列症状，患者常出现"四自感"，即胃气上逆感、胸闷气促感、阵发心悸感及咽喉异物感的综合病症。

（二）症状和体征

1. 症状

（1）胸闷：隐蔽性的胸廓伤筋，可致患者自觉胸部发生不同程度的症状表现，常见症状为胸闷不适、隐痛；病情与工作劳累及气候变化关系密切。病情发作期间，患者多伴存情绪忧郁、失眠多梦等。

（2）"四自感"：胃气上逆感、胸闷气促感、阵发心悸感及咽喉异物感。

2. 体征

（1）痛性节结：常发生于胸锁关节、胸肋关节，肋骨硬骨与软骨衔接处，可触诊到局部粗糙、增厚结节或"痛性小结"。胸肋关节的病灶，以第 1~2 肋关节的发病率最高，其向下依次递减。硬、软肋的衔接处，可触及表面筋膜的增粗增厚，触压疼痛异常，少数患者可察觉微弱的骨擦音。

（2）筋性病灶：常见好发于锁骨下肌、胸大肌及胸小肌的尽筋头，腹直肌的胸廓附着点，以及其下降与肋弓形成的交角点。

（三）治疗方法

1. 理筋手法

首先，在胸、腹部的胸锁关节、胸肋关节、腹直肌的胸廓附着点等部位，施予理筋手法，在"以灶为腧"的原则指导下，采用切拨法、切按法、揉抹法等具体手法进行治疗，使筋结病灶得以初步松解，疼痛得以缓解。

2. 针刺疗法

在理筋手法的基础上，对一些固结难解的筋结病灶，联合应用针刺疗法，分次给予"固灶行针"点刺治疗，视病灶及患者承受情况，分别给予适当的治疗量。

3. 拔罐疗法

经过理筋手法和针刺疗法治疗后，有些比较严重的患者，可以在所针刺穴位的皮肤表面再施予拔火罐治疗。

十、筋性瘀积隐型胸痛

（一）概述

筋性瘀积隐型胸痛，是指肌筋挫伤形成陈旧性瘀积导致的病症，临床表现多为胸部闷痛，酷似隐性冠心痛，多于劳累、深夜、气候闷热、受凉后诱发。肌筋挫伤形成陈旧性瘀积导致的病症，是临床上常见的筋性疾患之一。由于创伤部位不同，临床上表现的症状具有较大差异。

（二）症状和体征

1. 症状

（1）创伤性陈旧性瘀积胸痛，其疼痛性质为闷痛感觉，酷似隐性冠心痛，但检查并未发现异常。

（2）病情发作，多于劳累、深夜、气候闷热、受凉等诱发，故发作不定时，发作历时长短不定，自我按摩胸廓，症状可获得缓解。

2. 体征

经筋摸结诊查，可于胸廓部肌肉各层查到陈旧性病灶节结，有按压痛。

（三）治疗方法

经筋疗法治疗本病，具有病灶能够查明，施治直达病所，疗效确切，达到根治目的等优点。临床上对遗忘的胸部轻度挫伤、慢性胸部肌筋劳伤，以及不明原因性胸痛，具有独到的疗效。

1. 理筋手法

首先，在胸部施予理筋手法，在"以灶为腧"原则指导下，以"钳弓手"手法，宜采用切拨、揉按、擦疗等具体手法进行治疗，使筋结病灶得以初步松解，疼痛得以缓解。

2. 针刺疗法

在理筋手法的基础上，对一些固结难解的筋结病灶，联合应用针刺疗法，分次给予"固灶行针"点刺治疗。针刺消灶时，宜切实将瘀积病灶固定于骨质的表面上刺治，切忌刺入胸腔。

3. 拔罐疗法

经过理筋手法和针刺疗法治疗后，有些比较严重的患者，还可以在所针刺穴位的皮肤表面再施予拔火罐治疗，宜选择运用吸附负荷小的工具。

十一、筋性梅核气

（一）概述

梅核气是指咽喉中有异常感觉，但不影响进食为特征的病症。如梅核阻塞于咽喉，咯之不出，咽之不下，时发时止为特征的咽喉疾病。该病多发于壮年人，以女性居多。

（二）症状和体征

1. 症状

咽中如有物梗塞，吞之不下，咯之不出，精神抑郁，胸部闷塞，胁肋胀满。

2. 体征

分别进行颈、胸、腹的查筋诊查，可查到相应的"筋结"阳性病灶，触及病灶时，梅核气的症状会联系性地触发，以至患者不可耐受。

（1）颈组，主要见于胸骨舌骨肌的"筋结"形成。

（2）上胸组，主要见于上胸锁骨下肌及胸骨肌筋的伤筋。

（3）腹部组，多见"腹缓筋"（即腹部的深筋）。

（三）治疗方法

经筋疗法对筋性梅核气治疗具有起效快、不易复发等优点。

1. 理筋手法

首先查明筋结病灶的分布部位，然后贯彻"以灶为腧"原则，先施以理筋手法初步消灶。

2. 针刺疗法

在理筋手法的基础上，对一些固结难解的筋结病灶，联合应用针刺疗法，分次给予"固灶行针"点刺治疗，视病灶及患者承受情况，分别给予适当的治疗量。

3. 拔罐疗法

经过理筋手法和针刺疗法治疗后，有些比较严重的患者，可以在所针刺穴位的皮肤表面再施予拔火罐治疗。

十二、筋性类冠心病

（一）概述

筋性类冠心病指心脏无器质性病变，出现如胸骨左缘疼痛、胸部压迫感、呼吸紧迫感、心悸、全身倦怠等症状的病症。临床上只有冠心病症状表现，而循环系统的各种检查未发现异常者，亦非罕见。

（二）症状和体征

1. 症状

疼痛不适：胸骨左缘疼痛、胸部压迫感、呼吸紧迫感、心悸、全身倦怠等。

2. 体征

经筋摸结诊查，可查到隐型性的阳性筋结点。

（1）胸前区的筋结病灶点，从左胸第5肋胸肋关节的胸骨左缘起始，而后呈索样向肋骨表面跨越，形成反逗点状的形征，紧贴于胸骨边缘与肋骨下缘，大小若蒜米，触之质地硬结，难以移动。

（2）背胸的病灶点，多见于背胸第5胸肋关节后正中线左旁开3寸的胸段髂肋肌肌质或其筋膜之内，呈颗粒状或小索样，质地坚实。

（3）因为患者的反应不同，其反应点多不固定，常见于头部的眶颞筋区或颈肩筋区，少数患者可见于腹腰筋区，称为筋性类冠心病伴随病灶点；伴随病灶点多于伴随症状出现的相应部位查出。

（三）治疗方法

1. 理筋手法

首先，在胸、背部施予理筋手法，在"以灶为腧"原则指导下，以"钳弓手"手法，采用切拨法、切按法、揉抹法等具体手法进行治疗，使筋结病灶得以初步松解，疼痛得以缓解。

2. 针刺疗法

在理筋手法的基础上，对一些固结难解的筋结病灶，联合应用针刺疗法，分次给予"固灶行针"点刺治疗，视病灶及患者承受情况，分别给予适当的治疗量。

3. 拔罐疗法

经过理筋手法和针刺疗法治疗后，有些比较严重的患者，还可以在所针刺穴位的皮肤表面或背部华佗夹脊穴，再施予拔火罐治疗。

第三节　腹部病症治疗

一、筋性类肝病

（一）概述

筋性类肝病表现为右胸胁闷胀、隐痛及肝区不适等，酷似肝脏实质病变的临床症状，但肝胆的各种检查并未发现异常。筋性类肝病好发于中医称之为肝郁体质的女性，有剧烈运动的职业如体育运动员，以及军人、工人、农民等，病情多缓慢形成。

（二）症状和体征

1. 症状

临床以肝区隐痛为突出表现，时轻时重，劳累、气候骤变、情绪郁抑等时病情加重。

2. 体征

（1）常见筋结病灶，好发于右胸锁骨中线的肋弓表面，以及第7～8肋腹外斜肌附着于该两肋的肋骨面上，触诊到小者如黄豆、粗者如粟的筋性硬结点，触压疼痛异常，穿刺其内可有瘀血溢出。

（2）腋前线胁下的肋骨之间，常有触及索样筋结。

（三）治疗方法

1. 理筋手法

首先，在右胸、腹部施予理筋手法，在"以灶为腧"原则指导下，以"钳弓手"手法，采用切拨法、切按法、揉抹法等具体手法进行治疗，使筋结病灶得以初步松解，疼痛得以缓解。

2. 针刺疗法

在理筋手法的基础上，对一些固结难解的筋结病灶，联合应用针刺疗法，分次给予"固灶行针"点刺治疗，不予留针，视病灶及患者承受情况，分别给予适当的治疗量。

3. 拔罐疗法

经过理筋手法和针刺疗法治疗后，有些比较严重的患者，还可以在所针刺穴位的皮肤表面或胸部，再施予拔火罐治疗。

二、筋性类肾绞痛症

（一）概述

筋性病变发生于腰肾区的症状表现，同肾绞痛类似的病症，称为筋性类肾绞痛症。本病好发青壮年男性，多在腰部肌筋劳损基础上，夏季夜卧于地板、潮湿环境，受寒及湿气所伤，导致肌筋湿滞、阻闭经脉，产生"不通则痛"的临床症状。

（二）症状和体征

1. 症状

除了绞痛的程度、性质及表现，与真性的肾绞痛无绝对区别以外，尚伴随有尿意感、反射性牵拉至阴部不适等，但其泌尿系统各种检查并未发现异常。

2. 体征

经筋摸结诊查，可查到隐型性的阳性筋结点。

（1）竖脊肌腰段肾区附近，可查及索样硬结，其中细致循探时，可触到颗粒状的筋结点，具有特殊的敏感性及传导性。

（2）诊查腹部缓筋（即腹部深筋），侧腰点、左脐下外侧点及腹股沟点等呈结块状体态，触感异常，可有传导至阴部的特殊感应。

（三）治疗方法

以腰筋区、腹筋区（含少腹）为主要检查部位。

1. 理筋手法

应用一般手法对患者的背、腰及下肢进行舒筋活络治疗；对固结的病灶，以点穴疗法施治，令之进一步松解。

2. 针刺疗法

在理筋手法的基础上，针对腰筋区的筋结点，以"固灶行针"法施以局部刺治，直入直出，不留针，一般刺治两个病灶点即可。

3. 拔罐疗法

经过理筋手法和针刺疗法治疗后，有些比较严重的患者，还可以在腰部针刺后的病灶皮肤再施予拔火罐治疗。

三、筋性类胃脘痛

（一）概述

胃脘痛又称胃痛，是临床上常见的一个症状，是指上腹部近心窝处常发生反复性疼痛为主的病症。

壮医学认为，人体体表的筋肉同脏腑有着密切的关系。从胃脘部区域的疼痛来看，该区的病变应存在有以下症状：一是存在胃及十二指肠病变的体表反应；二为胃、十二指肠病变和体表肌筋病变并存；三是筋性类胃脘痛。此处所研究的内容，就是筋性类胃脘痛，其所表现出的筋肉病症，是诸多筋性病变中类似脏腑病症表现的特殊病症的一种。

（二）症状和体征

1. 症状

筋性类胃脘痛具有以筋肉病变为主的病症表现，故其胃脘痛具有筋性特点。

（1）疼痛：胃脘区域的疼痛发作，多于上腹部受牵张时症状明显。例如，患者在平卧或突然起床时收腹动作、劳动中的收腹动作等，导致胃脘区、肋弓下区的疼痛出现或加重。

（2）胃脘部不适感：胃脘部区域的钝胀感乃至隐痛感，轻微的不适感及嗳气、消化功能降低等，多由于机体受凉、劳累、饮食失调时症状出现；大多是由于腹部皮肤及肌筋病变影响到内脏功能所致。

2. 体征

经筋摸结诊查，可查到隐型性的阳性筋结点。

（1）第5肋骨表面腹肌的附着点筋结点，采用垂直位诊查法，可诊查到附着点内缘，产生豆样颗粒的"痛性小结"。

（2）腹直肌内缘与肋弓成角交叉点，可触及膜性结节点，多由于筋与骨强力牵拉性擦伤所形成，该点多在患者挺胸及收腹时，疼痛症状出现。

（3）中脘穴位点，病理性筋结点呈小索样型，质地僵硬，令患者腹部放松，用"钳弓手"的拇指尖做垂直位切拨法多可查及。

（4）右肋弓下第二道腱划线外侧点，常可触粟状型的筋结点。

（5）歧骨尖点（剑突尖），部分患者可于其歧骨尖，触及局部粗糙样的病理性筋结点。

这些病理性筋结点，无论是筋性类胃脘痛，还是胃十二指肠病变患者，一般皆可查到其阳性形征表现，对这些病理性筋结点进行施治，能有效治疗筋性类胃脘痛、胃及十二指肠溃疡、慢性胃炎、剑突综合征、肝（脾）曲综合征等。

（三）治疗方法

本病症的治疗，贯彻整体调机与局部治疗同时并举的原则。所谓整体调机，对于本病而言，乃是通过综合理筋手段，来消除其影响机体功能失衡的因素；从本病的治疗来说，从"胸气街"的机体节段调控机制入手，将背部与胸部，尤其是华佗夹脊的肌筋，施以边查灶、边消灶的功能调整治疗。胸膜局部的治疗，关键在于查明筋结病灶的分布位置，为治疗提供准确施治穴位，保证施治直达病所。

1. 理筋手法

首先，在胸、腹部施予理筋手法，在"以灶为腧"原则指导下，以"钳弓手"手法，采用切拨法、切按法、揉抹法等具体手法进行治疗，使筋结病灶得以初步松解，疼痛得以缓解。

2. 针刺疗法

在理筋手法的基础上，对一些固结难解的筋结病灶，联合应用针刺疗法，分次给予"固灶行针"点刺治疗，视病灶及患者承受情况，分别给予适当的治疗量。一般的患者，每次可针刺2~3个穴位。

3. 拔罐疗法

经过理筋手法和针刺疗法治疗后，有些比较严重的患者，还可以在所针刺穴位的皮肤表面或背部华佗夹脊穴，再施予拔火罐治疗。

四、颈胃综合征

（一）概述

颈胃综合征，乃是颈椎骨赘刺激并导致颈段交感神经功能亢进，同时反射导致胃交感神经功能增高，而出现颈胃病症症候群。临床常由于交感型颈椎病所导致，颈与胃的交感神经症状并存。

（二）症状和体征

1. 症状

临床多表现为颈项强痛、僵硬、疲软不适，常伴头痛、头晕、眼胀耳鸣、心烦失眠等。同时出现咽喉异感、胃脘胀痛，或伴灼热反酸、恶心欲呕、嗳气频作等症状。

2. 体征

（1）分别进行颈项及颈肩的肌筋查灶诊查时，在头夹肌、头半棘肌、颈夹肌、颈最长肌、肩胛提肌、胸锁乳突肌及颈部的斜方肌等部位，以肌筋膜的牵张性增强为突出的临床表现，可触及"筋性结节"或"痛性小结"。

（2）病变常累及冈上、冈下及项上线的肌筋；上背胸的竖脊肌及菱形肌，亦常见受累及性反应。

（3）前上胸的第2肋骨表面（中段），常可触及颗粒性的筋结病灶点。

（4）上腹部的浅层肌筋，常于腹直肌筋膜与肋弓形成的交角点及中脘穴，查及"筋性结灶"。

（三）治疗方法

经筋疗法治疗颈胃综合征的重点，是以消灶解结的施治方法，使之筋舒而络活。治疗部位的重点，在于治疗颈椎增生，以治颈而调胃，即治颈为本，治胃为标；颈腹兼治者，乃标本同治。经筋疗法治疗颈胃综合征具有起效快速、疗效巩固的优点。

1. 理筋手法

首先，在颈后侧及肩部、上背胸、腹部筋区施予理筋手法，在"以灶为腧"原则指导下，以"钳弓手"手法，采用切拨法、切按法、揉抹法等具体手法进行治疗，使筋结病灶得以初步松解，疼痛得以缓解。

2. 针刺疗法

在理筋手法的基础上，对一些固结难解的筋结病灶，联合应用针刺疗法，分次给予"固灶行针"点刺治疗，视病灶及患者承受情况，分别给予适当的治疗量。一般的患者，每次可针刺2~3个穴位。

3. 拔罐疗法

经过理筋手法和针刺疗法治疗后，有些比较严重的患者，还可以在所针刺穴位的皮肤表面或颈背部华佗夹脊穴，再施予拔火罐治疗。

五、筋性腹痛

（一）概述

筋性腹痛指腹部的肌筋病变所致的腹痛症。从腹部的皮、肉、筋、脉等组织结构而言，它虽然不属于一个独立的实质脏器，但也属于腹部组织结构整体中的组成部分，脏器病变会对其产生影响，而筋肉本身也同样会发生病变，并会对脏器产生影响。因此，筋性腹痛的临床表现，除了腹腔脏器的病变需加以识别以外，识别腹部筋性疾病的临床表现，乃是本节的主要内容。

（二）症状和体征

1. 症状

一般而言，筋性腹痛的疼痛与典型腹腔脏器病变引起的疼痛性质有所区别，同时缺乏脏器功能失常的主要症状表现，以及有关检查的阳性体征。

（1）位置比较恒定，多有定位反复发作病史。

（2）以钝痛性质表现为主，与气候骤变、劳累关系密切，而与饮食无太大联系。

2. 体征

（1）可于疼痛部位，触诊到病态肌筋的阳性形征。医者触及筋性结灶时，与患者产生的异常感觉呈同步性反应。

（2）诊查腹部的筋性穴位，即胸背向腹部斜行的斜线、脐部为弧心的纵行穴位及腰大肌中段等，可有筋结病灶点。

（三）治疗方法

1. 理筋手法

首先，对背腰华佗夹脊、腹部施予理筋手法，在"以灶为腧"原则指导下，以"钳弓手"手法，采用切拨法、切按法、揉抹法等具体手法进行治疗，使筋结病灶得以初步松解，疼痛得以缓解。

2. 针刺疗法

在理筋手法的基础上，对一些固结难解的筋结病灶，联合应用针刺疗法，分次给予"固灶行针"点刺治疗，视病灶及患者承受情况，分别给予适当的治疗量。也可用火针直刺腰大肌筋结病灶点。

3. 拔罐疗法

经过理筋手法和针刺疗法治疗后，有些比较严重的患者，还可以在所针刺穴位的皮肤表面或背部华佗夹脊穴，再施予拔火罐治疗。

六、溃疡病

（一）概述

溃疡病，是胃溃疡和十二指肠溃疡的总称，是一种慢性常见病，治疗的难度较大，多发生于青壮年。溃疡病的主要症状是上腹部疼痛，可无明显症状或出现隐匿症状，这种疼痛与饮食有关，常因饥饿、服药、酸性食物或饮料而诱发。疼痛可因进食、饮水、服用碱性食物而缓解。

（二）症状和体征

1. 症状

（1）位于剑突下（心窝）或上腹部中线周围，呈烧灼性、啮咬性或饥饿性钝痛、胀痛或隐痛，有时也仅局限于胸腔下部。疼痛发生后会持续半小时至3小时。阵痛时发时止，间歇性疼痛历经数周之后，会出现一段短暂的无痛期。

（2）胃溃疡患者多在饭后半小时至2小时内发生疼痛。十二指肠溃疡则在饭后2~4小时开始疼痛，直至下次进食才能缓解，且常于夜间发作。这种疼痛与饮食有关，常因饥饿、服药、酸性食物或饮料而诱发，可因进食、饮水、服用碱性食物（如馒头）而缓解。

2. 体征

（1）溃疡活动时上腹部可有局限性压痛，缓解期无明显体征。

（2）在腹壁的腹白线、半月线及右侧腹直肌腱划线的肌筋膜，可查及索样型的病灶。

（3）可于右腹直肌腱触及团块型或颗粒型的肌性挛缩结灶，位置在腹壁层。

（三）治疗方法

1. 理筋手法

在腹部、背部施予理筋手法，在"以灶为腧"原则指导下，以"钳弓手"手法，采用切拨法、切按法、揉抹法等具体手法进行治疗，使筋结病灶得以初步松解，疼痛得以缓解。

2. 针刺疗法

在理筋手法的基础上，对一些固结难解的筋结病灶，增加采用针刺疗法，分次给予"固灶行针"点刺治疗，视病灶及患者承受情况，分别给予适当的治疗量。

3. 拔罐疗法

经过理筋手法和针刺治疗后，有些比较严重的患者，还可以在所针刺穴位的皮肤表面或背部华佗夹脊穴，再施予拔火罐治疗。病情严重者可配合药物内服。

七、输卵管结扎术后腹痛

（一）概述

输卵管结扎术后腹痛，是指患者行输卵管结扎术后，出现两侧少腹或小腹手术切口疼痛，晚上及经前期或精神刺激后加重。据有关报道认为，本病主要由感染、粘连及输卵管水肿等引起，同手术的质量及患者情绪关系密切。

（二）症状和体征

1. 症状

间歇性或持续性腹部疼痛，伴有恶心、呕吐、头晕、腰痛、四肢乏力、手脚发凉、麻木，甚至腰痛腰酸、情绪异常，也有的出现月经失调、失眠、健忘等症状。

2. 体征

（1）腹部近手术切口处皮下可触及小颗粒状"痛性小结"，呈散发性，敏感度较高，切拨时出现疼痛。

（2）下腹"五皱襞"呈索样型筋结反应，弹拨时疼痛难忍。

（3）脐外下左侧的深筋呈结块样表现，揉拨时不能忍受。

（4）侧腹腹外斜肌中部多查见一筷形样结索，下延至腹股沟，向上深达肋弓，挛缩性疼痛明显。

（5）腹缓筋呈筋结反应。

（三）治疗方法

1. 理筋手法

首先，在腹筋区、骶腰筋区及臀腿筋区施予理筋手法，在"以灶为腧"原则指导下，以"钳弓手"手法，采用切拨法、切按法、揉抹法等具体手法进行治疗，使筋结病灶得以初步松解，疼痛得以缓解。

2. 针刺疗法

在理筋手法的基础上，对一些固结难解的筋结病灶，增加采用针刺疗法，分次给予"固灶行针"点刺治疗，视病灶及患者承受情况，分别给予适当的治疗量。

3. 拔罐疗法

经过理筋手法和针刺疗法治疗后，有些比较严重的患者，还可以在所针刺穴位的皮肤表面或背部华佗夹脊穴，再施予拔火罐治疗。

NOTE

第四节　腰、下肢部病症治疗

一、腰上三角肌筋劳损

（一）概述

腰上三角肌筋劳损，指胸腰筋膜，胸、腹、背肌肉交接形成的腰上三角肌筋（特别是肋腰关节处）病变而导致的一系列疼痛病症，是腰肌劳损的一个常见类型，其病情隐匿而顽固，成为临床上的难治症之一。

（二）症状和体征

1. 症状

疼痛：腰肾区疼痛反复发作症状，进行有关检查，可排除脏器病变、骨质损伤等。

2. 体征

经筋摸结诊查，可查到隐型性的阳性筋结点。

（1）皮下筋膜形成的微粒结灶，切拨时引起疼痛，通称为"痛性小结"。

（2）于腹外斜肌分布的区域，由腰上三角向侧腹斜行部位，可查及细索样型病灶，延着肌束方向循行，其质地坚硬，切按适度时，患者诉之舒适感显著。

（3）位于腰部，三角区的顶颠，可查及团块型病灶，小者如粟，粗者如雀卵，并无红热，皮色不变，质地坚实。

（三）治疗方法

经筋疗法对本病的治疗，要贯彻"以灶为腧"的施治原则。针对病灶所在特殊部位，以固灶行针的施治方法为主，辅以拔火罐的三联疗法。固灶行针的绝对要求，是将病灶紧压于骨质的表面上，进行直入直出地刺治，针尖可刺达骨膜，但禁止刺入胸腔。

1. 理筋手法

首先，在腰背部施予理筋手法，在"以灶为腧"原则指导下，以"钳弓手"手法，采用切拨法、切按法、揉抹法等具体手法进行治疗，使筋结病灶得以初步松解，疼痛得以缓解。

2. 针刺疗法

在理筋手法的基础上，对一些固结难解的筋结病灶，增加采用针刺疗法，分次给予"固灶行针"点刺治疗，视病灶及患者承受情况，分别给予适当的治疗量。遇寒加重者可配合火针。

3. 拔罐疗法

经过理筋手法和针刺疗法治疗后，有些比较严重的患者，可以在所针刺穴位的皮肤表面或背部华佗夹脊穴，再施予拔火罐治疗。

二、腰三横突－臀上皮神经综合征

（一）概述

腰三横突－臀上皮神经综合征，是指第三腰椎横突末端的经筋损伤，并发臀上皮神经症状的综合症候群，是腰腿痛的常见病症。本综合征的临床症状，是腰与臀上部并联疼痛。本病症与劳伤及气候变化有关，多认为因腰三横突生理过长、转侧活动强度较大时，棘突末端经筋受损所致。

（二）症状和体征

1. 症状

（1）疼痛：腰痛或腰臀部疼痛，活动时加剧，部分患者可沿同侧竖脊肌向大腿放射痛，或伴膝上痛，但少有超过膝关节向小腿放射痛者；少数表现为股内侧痛或下腹痛，但无压痛。

（2）行动障碍：坐卧和行动困难，伸屈及转动腰部均不能，蹲下后起不来，睡觉不能翻身，多自取俯卧位，两下肢平伸。

2. 体征

（1）腰部肌筋紧张、痉挛、压痛，敏度明显增高，腰三横突末端呈现筋性结灶点形成，触压呈现颗粒状结点，伴见索样物于其表面向上下伸展。

（2）臀上皮神经分布的区域，有不同程度的压痛，压痛可向腹侧、大腿外侧放射，常触诊到筋性条索状物及颗粒状的筋性"痛性小结"。

（三）治疗方法

1. 理筋手法

首先，在腰腿部施予理筋手法，在"以灶为腧"原则指导下，以"钳弓手"手法，采用切拨法、切按法、揉抹法等具体手法进行治疗，手法由轻而重、由表及里，使筋结病灶得以初步松解，疼痛得以缓解。

2. 针刺疗法

在理筋手法的基础上，针对腰三横突的筋结点、固结难解的筋结病灶，增加采用针刺疗法，分次给予"固灶行针"点刺治疗，视病灶及患者承受情况，分别给予适当的治疗量。一般的患者每次可针刺 2~3 个穴位。也可用火针治疗。

3. 拔罐疗法

经过理筋手法和针刺疗法治疗后，有些比较严重的患者，还可以在所针刺穴位的皮肤表面再施予拔火罐治疗。

三、腰肌劳损伴股外侧皮神经疼痛

（一）概述

腰肌劳损，是指腰部肌筋慢性劳伤，发生腰酸、腰痛、腰部活动功能受碍，大腿前外侧麻木、感觉减退，但腰痛并非因骨质性病变、脏器疾患原因所致。

（二）症状和体征

1. 症状

患者自觉一侧或双侧大腿前外侧有异样感觉，开始有蚁行感，后逐渐麻木、灼痛、过敏或麻痹等。阵发性发作，面积逐渐增大，患者常诉不能忍受裤管的接触和摩擦。有时行走、坐、躺可增加不适感，站立时不能缓解。

2. 体征

经筋摸结诊查，可于腰大肌、髂前上棘的腹股沟韧带下，缝匠肌及阔筋膜张肌近端，出现皮下压痛，或查到"痛性小结"。

（三）治疗方法

1. 理筋手法

首先，对腰、腿、背部夹脊施予广泛性理筋手法，在"以灶为腧"原则指导下，以"钳弓手"手法，采用切拨法、切按法、揉抹法等具体手法进行治疗，使筋结病灶得以初步松解，疼痛得以缓解。

2. 针刺疗法

在理筋手法的基础上，重点对腰2~3、腰3~4、腰4~5横突之间、腹股沟"气冲"外侧点、股外侧皮神经疼痛形成的结点或结索，分别施以针刺治疗，分次给予"固灶行针"点刺治疗，视病灶及患者承受情况，分别给予适当的治疗量。

3. 拔罐疗法

经过理筋手法和针刺疗法治疗后，有些比较严重的患者，还可以在所针刺穴位的皮肤表面或背部华佗夹脊穴，再施予拔火罐治疗，以增加治疗量，缩短病程，促使疾病转归。

四、腰椎间盘突出症

（一）概述

腰椎间盘突出症是因为腰椎间盘各部分（髓核、纤维环及软骨板），尤其是髓核，存在不同程度的退行性变，在外力因素作用下，椎间盘的纤维环破裂，髓核组织从破裂之处突出（或脱出）于后方或椎管内，导致相邻脊神经根遭受刺激或压迫，从而产生腰部疼痛，一侧下肢或双下肢麻木、疼痛等症状的一种病症。本病好发生于20~50岁的成年人。

（二）症状和体征

1. 症状

（1）有扭伤或受凉病史，多发生于青壮年。

（2）腰背疼痛：绝大多数腰椎间盘突出症患者有腰背疼痛，既有先腰痛后腿痛者，也有先腿痛而后腰痛者。患者疼痛范围较大，主要在下腰部和腰骶部。疼痛部位较深，定位不准确，间歇性反复发作。多因转身或弯腰等动作而诱发，休息后好转。严重者卧床不起，咳嗽、打喷嚏、用力大便时，可使疼痛加重，腰部活动受限，多不能后伸。

（3）下肢放射痛：一侧下肢沿坐骨神经分布区域放射性疼痛。由臀部开始，逐渐放射至大腿后外侧、小腿外侧，至足跟、足背、足趾，影响站立和行走，咳嗽、蹲位大便、走路多时疼痛可加重。

（4）麻木和发凉：病程较长者常有小腿后外侧、足背、足跟、足掌麻木和发凉，少数患者有鞍区麻木。用棉花绒轻擦或用针头点刺双下肢皮肤进行对比检查，可查出不同区域的皮肤感觉障碍。腰4~5椎间盘突出，可出现足背、小腿前外侧皮肤感觉减退；腰5~骶1椎间盘突出，可出现足底外侧、足跟皮肤感觉减退。

（5）下肢肌肉无力或瘫痪，腰4~5椎间盘突出，使腰5神经麻痹，可出现胫前肌、腓骨长肌、腓骨短肌、足伸踇长肌麻痹或无力而使足部沉重，腰5~骶1椎间盘突出引起的骶1神经根麻痹，多出现小腿三头肌无力等症状。巨大椎间盘突出压迫马尾神经，可出现双下肢放射痛、会阴区麻木、大小便无力，女性有假性尿失禁，男性可出现阳痿。

2. 体征

（1）腰椎侧弯，一侧骶棘肌痉挛。病变部位棘突旁压痛，并向下肢麻窜。病变棘突棘上韧带钝厚，上下棘突间隙不等宽，棘突歪向一侧。

（2）直腿抬高试验阳性，患肢膝关节伸直，抬高时不能达到正常角度（正常主动直腿抬高可达80°~90°），有阻力，感到疼痛沿坐骨神经放射者，为阳性。

（3）加强试验阳性：患者仰卧，患肢膝关节伸直时，渐渐抬高，出现坐骨神经放射痛时，再将患肢降低至放射痛消失。此时，将患肢脚掌突然背屈，再次引发坐骨神经放射痛者为阳性。

（4）屈颈试验阳性：患者取坐位或半坐位，双下肢伸直，使坐骨神经处在一定的拉紧状态。令患者向前屈颈时，引起患侧下肢放射痛为阳性。

（5）仰卧挺腹试验阳性：患者仰卧位，抬臀挺腹，使臀部离开床面时，患者患侧下肢出现放射性疼痛者为阳性。若挺腹时，无坐骨神经放射痛，可令患者咳嗽，或医生用手压迫患者的腹部，若出现腿部放射痛，也为阳性。

（6）神经压迫试验阳性：患者仰卧位，患侧下肢髋关节和膝关节呈90°屈曲，令患者慢慢伸直膝关节，可引起坐骨神经放射痛。然后让患者再稍屈膝关节，待坐骨神经痛消失为止，医生用手指压迫股二头肌腱内侧之腘神经，如果出现由腰向下肢的放射痛则为阳性。

（三）治疗方法

1. 理筋手法

首先，对腰、腿予理筋手法，在"以灶为腧"原则指导下，以"肘法""钳弓手"手法，采用切拨法、切按法、揉抹法等具体手法进行顺筋推拿治疗，使筋结病灶得以初步松解，疼痛得以缓解。

2. 针刺疗法

在理筋手法的基础上，重点对腰3~4、腰4~5、腰5~骶1椎旁神经根出口，以及梨状肌坐骨神经出口，分别施以针刺治疗，分次给予"固灶行针"点刺治疗，视病灶及患者承受情况，分别给予适当的治疗量。疼痛严重者可配合火针。

3. 拔罐疗法

针刺疗法治疗后，可以在所针刺穴位的皮肤表面或背部华佗夹脊穴，再施予拔火罐治疗，以增加治疗量，缩短病程，促使疾病转归。

五、腰椎骨质增生

（一）概述

腰椎骨质增生，是指由于骨质增生致神经受压，患者腰部出现酸、痛、累、麻木、活动障碍等症状，乃至累及臀腿等。

（二）症状和体征

1. 症状

（1）疼痛：以腰胀、腰酸、腰痛为主要临床表现。

（2）活动障碍：严重的患者腰痛连及臀腿，腰背强直或腰屈曲、转侧艰难。

2. 体征

（1）常见背脊、腰脊肌筋拘紧，形成索样变筋结状态。

（2）腰部侧位，臀上部的前、中、后三点，腰髂肋肌，腰方肌，腘窝部，足跟及足底等，皆可查到肌筋之筋结表现。

（3）腹股沟的中外侧（股动脉外侧）可触及索样的阴经筋结，直腿抬高试验阳性。

（三）治疗方法

1. 理筋手法

首先，在背脊筋区、腰筋区、臀筋区、膝筋区、腘筋区施予理筋手法，在"以灶为腧"原则指导下，以"钳弓手"手法，采用切拨法、切按法、揉抹法等具体手法进行治疗，使筋结病灶得以初步松解，疼痛得以缓解。

2. 针刺疗法

在理筋手法的基础上，对一些固结难解的筋结病灶，增加采用针刺疗法，分次给予"固灶行针"点刺治疗，视病灶及患者承受情况，分别给予适当的治疗量。疼痛甚者可配合火针。

3. 拔罐疗法

经过理筋手法和针刺疗法治疗后，有些比较严重的患者，还可以在所针刺穴位的皮肤表面或腰背部华佗夹脊穴，再施予拔火罐治疗。

六、腰骶肌筋膜炎

（一）概述

腰骶肌筋膜炎是以腰骶肌肉酸胀疼痛、筋脉拘急，腰骶关节活动不利为主症的一种病症。中医学属"肌痹"范畴，《素问·长刺节论》云："病在肌肤，肌肤尽痛，名曰肌痹，伤于寒湿。"

（二）症状和体征

1. 症状

（1）有腰骶部劳损史。

（2）腰部和骶部疼痛。腰痛急性发作者，患者出现活动困难，不能翻身，不能平卧；骶痛急性发作者，患者出现行走困难，不能久坐，不能下蹲；腰骶疼痛同时急性发作者，患者改变体位都会带来巨大困难和痛苦。急性发作后，少数症状完全消退，多数还会遗留疼痛，或相隔数月、数年持续腰骶部疼痛，久坐久睡时疼痛加重。

2. 体征

病变部位皮肤有增厚及皮下水肿，可见橘皮样改变，并可检查出皮肤与筋膜粘连明显，多在病变肌肉的起止点处。腰骶肌筋膜炎在反复发作以后，有少数患者会发生筋膜钙化。

（三）治疗方法

1. 理筋手法

首先，对腰、骶部予理筋手法，在"以灶为腧"原则指导下，以"肘法""钳弓手"手法，采用切拨法、切按法、揉抹法等具体手法进行治疗，使筋结病灶得以初步松解，疼痛得以缓解。

2. 针刺疗法

医者左手固定病灶，右手持2寸或3寸毫针，对准筋结快速进针，要求以"中结调气"为目的，可根据不同筋结选用"一孔多针、局部多针、透针穿刺、移行点刺、尽筋分刺、轻点刺络"等多种针法，使针刺部位出现酸、麻、胀或传电感为宜，不留针。视病灶及患者承受情况，分别给予适当的治疗量。严重者可配合火针治疗。

3. 拔罐疗法

针刺疗法治疗后，可以在所针刺穴位的皮肤表面或腰骶部施予拔火罐治疗，以增加治疗量，缩短病程，促使疾病转归。

七、梨状肌损伤综合征

（一）概述

梨状肌损伤综合征是指由于各种原因所致臀部梨状肌肌肉紧张、痉挛、疼痛或放射下肢痛者。西医学认为，一旦髋部在运动中发生闪、扭、跨越、负重下蹲及行走等动作，尤其是在下肢外展、外旋式蹲位变直立时，使梨状肌急剧拉长、过牵而损伤。损伤后梨状肌可有局部充血水肿，易压迫变异的坐骨神经，或变异的梨状肌及其肌腱损伤后易于压迫坐骨神经周围血管，而出现坐骨神经卡压综合征。

（二）症状和体征

1. 症状

（1）疼痛：疼痛轻重不一，可以是较轻的隐痛、酸胀、胀痛，也可以是剧烈的刀割样、烧灼样刺痛或灼痛，疼痛可局限于梨状肌处（单纯损伤），也可以沿坐骨神经走行放射至足部（综合征），疼痛严重时夜不能寐。

（2）功能活动受限：久站、久坐、下肢外展外旋运动（如叉腿下蹲）会加剧疼痛，睡卧时频繁择位，多选择健侧卧位，患肢在上，屈膝屈髋呈内收内旋位。

2. 体征

（1）压痛：在梨状肌肌腹处可有明显的压痛点，并可触摸到紧张、痉挛的肌腹。

（2）经筋摸结诊查，可查到隐型性的阳性筋结点：常见背三肌呈索样筋结，腰三角筋结、腹股沟及脐下外的"缓筋"呈结块病灶，臀三点的三肌呈现不等程度的结灶状态；大腿股内外侧肌、胫腓肌筋及踝筋等呈多发性的肌筋累及性损伤。

（三）治疗方法

1. 理筋手法

首先，对腰、腹、臀、腿、踝、跖及足底等施以全面的理筋手法，重点对经筋固结病灶施以多维性手法解锁，如采用切拨法、切按法、揉抹法等进行治疗，使筋结病灶得以初步松解，疼痛得以缓解。

2. 针刺疗法

在理筋手法的基础上，对腰筋区、臀筋点、腹股沟筋结点、大小腿筋结点或痛点施以分段性及病灶点的针刺治疗，皆以固灶行针法施治，视病灶及患者承受情况，分别给予适当的治疗量。严重者可配合火针治疗。

3. 拔罐疗法

经过理筋手法和针刺疗法治疗后，有些比较严重的患者，还可以在所针刺穴位的皮肤表面或腰腿部，再施予拔火罐治疗。

八、髂胫束损伤

（一）概述

髂胫束损伤是因髂胫束长期反复屈膝或暴力外伤引起的以髂胫束部肿痛，髋膝关节活动障碍为主症的一种病症。髂胫束位于大腿外侧，是人体最长最宽的筋膜条带，起于髂嵴前部的外侧唇，呈扁带状，上宽下窄，由外侧向下延伸，以纵行纤维附着于胫骨外侧髁。一部分纤维延续于髌外侧支持带，其前后缘与大腿阔筋膜相连接，可起到防止髋膝关节过度内收的作用，对维持人体直立姿势非常重要。当暴力直接作用于大腿外侧时可引起损伤。

（二）症状和体征

1. 症状

（1）大腿外侧有挫伤史或膝关节伸屈劳损史。

（2）大腿外侧疼痛，下蹲困难，股骨外上髁损伤时，局部肿胀，伸屈膝关节时常伴有摩擦感，或有弹响声，单腿站立屈伸膝关节可诱发该部位疼痛，膝关节软弱无力。

2. 体征

（1）髂胫束紧张试验阳性：患者侧卧，健肢在下，屈膝屈髋，检查者一手握患肢踝部，屈膝至90°，另一手固定骨盆，然后外展患侧大腿，同时伸直大腿，使之与躯干处于同一直线。正常时迅速除去支持，则因阔筋膜张肌收缩，肢体不下落或稍举上，然后逐渐下落。如髂胫束挛缩，则肢体可被动地维持于外展位，并可在髂嵴与大粗隆间摸到挛缩的髂胫束，即为阳性。

（2）在股骨外上髁4~5cm处压迫髂胫束后，令患者伸屈膝关节，可诱发该部位疼痛。当单腿站立屈膝时，可诱发该部位疼痛。

（3）髂前上棘外侧、股骨大粗隆周围、胫骨外髁有固定压痛。

（三）治疗方法

1. 理筋手法

首先，对髂胫束周围肌筋予理筋手法，在"以灶为腧"原则的指导下，以"肘法""钳弓手"手法，采用切拨法、切按法、揉抹法等具体手法进行治疗，使筋结病灶得以初步松解，疼痛得以缓解。

2. 针刺疗法

医者左手固定病灶，右手持针，对准病灶快速进针，可根据不同筋结选用"一孔多针、局部多针、透针穿刺、移行点刺、尽筋分刺、轻点刺络"等多种针法，使针刺部位出现酸、麻、胀或传电感为宜，不留针。

3. 拔罐疗法

针刺疗法治疗后，可以在所针刺穴位的皮肤表面或腰骶部施予拔火罐治疗，以增加治疗量，缩短病程，促使疾病转归。

九、不明原因性下肢软瘫

（一）概述

下肢软瘫，病因复杂，一般认为本病是一种病因不明的神经原变性疾患。本病属于痿证中的"足悗症"，与脏腑、经络、气血及感受外邪关系密切。临床表现主要是两下肢渐进性乏力乃至瘫痪，多伴见肌筋逆冷及萎缩。

（二）症状和体征

1. 症状

（1）下肢厥冷：患肢毛孔较常人粗显，下肢厥冷，温度降低，肤色苍白。

（2）肢体肌筋萎软、萎缩，感觉减弱。

（3）主动运动功能：降低乃至丧失，步行艰难。

（4）临床上多伴有脏腑的虚衰表现，五脏虚衰当中，尤以肝肾亏虚及脾虚为主。

2. 体征

（1）小腿后侧的肌筋中，可查及索样筋结。

（2）髀区筋结病灶，常于臀上部形成三个块状结灶，呈品字形排列。

（3）股筋区的结灶，于冲脉（即股动脉）外 2~3cm 处形成。

（4）腹部深筋（即腹缓筋）呈结块状的肌凝块症，可分别于脐外及侧腰 2~3、腰 3~4 横突间触及。

（三）治疗方法

1. 理筋手法

首先，在双下肢、腰臀部、腹部施予理筋手法，在"以灶为腧"原则指导下，以"钳弓手"手法，采用切拨法、切按法、揉抹法等具体手法进行治疗，使筋结病灶得以初步松解，疼痛得以缓解。

2. 针刺疗法

在理筋手法的基础上，对一些固结难解的筋结病灶，增加采用针刺疗法，分次给予"固灶行针"点刺治疗，重点针刺腰大肌筋结，视病灶及患者承受情况，分别给予适当的治疗量。也可配合火针。

3. 拔罐疗法

经过理筋手法和针刺疗法治疗后，有些比较严重的患者，还可以在所针刺穴位的皮肤表面或腰腿部，再施予拔火罐治疗。

十、股四头肌损伤

（一）概述

由于剧烈奔跑或突然踢物，股四头肌猛然收缩，或由于暴力打、砸、撞等作用于大腿前侧时，均可引起股四头肌损伤。股四头肌损伤后出现局部出血、肿胀、疼痛，使肌肉收缩能力降低，从而影响髋膝关节的屈伸功能。股四头肌损伤严重时会造成断裂，甚至发生股四头肌髌骨上缘撕裂，髌骨骨膜也随之撕脱，可产生骨膜出血，日久血肿发生机化、钙化、骨化等，引起功能障碍等疾患。

（二）症状和体征

1. 症状

（1）疼痛：患者多有大腿前部损伤，伤后立即出现疼痛，由于伤势轻重不同，疼痛的性质可呈胀痛、跳痛、牵扯样痛或撕裂样痛，疼痛剧烈者，可影响患者情绪，以至影响睡眠和食欲，伤处出现不同程度的肿胀。

（2）局部肿胀，皮下瘀血，皮肤青紫，压痛明显，血肿部位可触及波动感。

2. 体征

（1）患者伸膝和抬腿困难，牵拉伤及挫伤患者，多有髋、膝关节屈伸活动受限而出现跛行。

（2）按股四肌不同结构成分所分布的部位分别诊查。股内侧肌疼痛，多发生于远端，在膝上内侧的该肌附着点，可触到小者若黄豆、花生样结节，大者状如粟样的椭圆形赘生物 1 ~ 3 个。

（3）股内侧肌远端肌腹呈现紧结、坚实的病理化变性，多同时伴发股外肌的相应病态，成为患者下蹲大便艰难的常见原因。

（三）治疗方法

根据病患部位及病情，分别以"以灶为腧"的综合疗法施治。股内外侧肌疼痛的患者，以其远端病灶为施治重点，同时进行全肌的适当治疗。股直肌筋头炎的患者，多波及阔筋膜张肌及缝匠肌，以大腿近端为治疗重点，大腿内外侧理筋同时兼顾。

1. 理筋手法

首先，在胸、腹部施予理筋手法，在"以灶为腧"原则指导下，以"钳弓手"手法，采用切拨法、切按法、揉抹法等具体手法进行治疗，使筋结病灶得以初步松解，疼痛得以缓解。

2. 针刺疗法

在理筋手法的基础上，对一些固结难解的筋结病灶，联合应用针刺疗法，分次给予"固灶行针"点刺治疗，视病灶及患者承受情况，分别给予适当的治疗量。

3. 拔罐疗法

经过理筋手法和针刺疗法治疗后，有些比较严重的患者，还可以在所针刺穴位的皮肤表面或背部华佗夹脊穴，再施予拔火罐治疗。

十一、膝关节骨性关节炎

（一）概述

膝关节骨性关节炎是膝关节结构发生退行性改变，包括关节变性、骨质增生等引起的膝关节疼痛活动时加重，上下楼梯疼痛明显，膝关节活动受限，甚则跛行的一种病症。本病多发生于中老年人。

（二）症状和体征

1. 症状

膝关节疼痛、酸沉、活动受限，下蹲或久坐站起时困难，走路过久或上下楼梯时疼痛加重。

2. 体征

关节屈伸时常见摩擦音，后期出现膝关节畸形、继发滑膜炎等。

（三）治疗方法

1. 理筋手法

首先，在膝关节周围肌筋予理筋手法，在"以灶为腧"原则指导下，以"钳弓手"手法，采用切拨法、切按法、揉抹法等具体手法进行治疗，使筋结病灶得以初步松解，疼痛得以缓解。

2. 针刺疗法

主要用火针，以灶为腧，固灶行针，快进快出。皮肤常规消毒后，用火针针尖在火苗上烧至由红透白后，快速点刺膝周痛性筋结穴、内膝眼、外膝眼各 2 ~ 3 下，深度 0.5 ~ 1 寸。

3. 拔罐疗法

在膝关节周围肌筋施予拔火罐治疗。

十二、股内收肌群损伤

（一）概述

股内收肌群损伤是指大腿内侧肌群受直接暴力或间接暴力引起的损伤，以及长期保持某种体位引起的劳伤，导致大腿内侧出现根部疼痛、活动不利等症状的一种病症。股内收肌包括耻骨肌、长收肌、短收肌、大收肌和股薄肌。耻骨肌髂腰肌与长收肌之间，起自耻骨梳及耻骨上支，纤维向外下后方，止于耻骨线，作用是使大腿屈曲、内收和外旋。长收肌位于耻骨肌的内下方，短腱起自耻骨上支，止于股骨粗线内侧唇的中 1/3，作用是内收大腿，并可使大腿外旋。短收肌起自耻骨下支，肌束走向下外方，止于股骨粗线内侧唇的 1/3，可使大腿屈曲、内收。大收肌起于坐骨结节、坐骨下支和耻骨下支，止于收肌结节，主要功能为内收大腿。股薄肌起自耻骨下支的前面，肌束向下移行于长腱，在缝匠肌腱与半腱肌腱之间止于股骨粗隆内侧，作用为内收大腿，并可使腿屈曲和旋内。上述肌筋的损伤均可引起内大腿内侧疼痛。

（二）症状和体征

1. 症状

（1）有急慢性劳损史。

（2）大腿内侧疼痛为主，内收肌痉挛，耻骨上下支、股骨粗隆、坐骨结节、胫骨粗隆内下方压痛，或可触及硬结。

2. 体征

内收肌抗阻试验阳性：患者仰卧，双下肢屈膝屈髋，双足内侧靠近合并，足底着床，医者双手分置于患者双膝内侧，由内向外缓慢地按压膝关节内侧，使大腿外展、外旋，并嘱患者内收大腿，患肢大腿内侧疼痛或加剧者为阳性。正常者可自行分开大腿，与床面至多形成 10° ~ 20°。

（三）治疗方法

1. 理筋手法

手法的原则以松筋为主，解结为要。根据筋结病灶大小、软硬及位置，采取轻以松解、中以解结、重以破结的治疗方法。患者取仰卧位，医者用肘部及拇指指腹顺着足三阴经筋，从足到头进行松筋理筋。重点松解大腿内侧、长收肌、短收肌、大收肌、股薄肌和耻骨肌等。

2. 针刺疗法

针刺疗法包括壮医火针和固灶行针两种，对于寒证用火针，热证用固灶行针法。壮医火针法是在经筋手法的基础上，采用火针解结。具体针法：对病灶进行常规消毒，将毫针针尖在酒精灯上烧红，迅速刺入治疗部位，得气后迅速出针。针刺的深度主要根据病情、体质、年龄、针刺部位肌肉的厚薄及神经、血管的分布而定。固灶行针法是在经筋手法的基础上，采用固灶行针法。针刺原则：以灶为腧，固灶行针，不留针。具体针法：常规消毒，采用 1.5 ~ 2 寸毫针，选取病灶进针，可一孔多针，不留针。

3. 拔罐疗法

针处拔火罐10分钟，以增加治疗量，缩短病程，减轻患者疾苦。

第五节　全身性病症治疗

一、神经衰弱

（一）概述

神经衰弱是以精神和躯体功能衰弱症状为主，精神易兴奋，脑力易疲劳，常伴情绪紧张、烦恼，以及紧张性头痛和睡眠障碍等心理生理症状为特征的一类神经症性障碍。这些症状不是继发于躯体疾病和脑器质性病变，也不是其他任何精神障碍的一部分，但患者患病前可存在持久的情绪紧张和精神压力。由于神经衰弱的症状缺乏特异性，几乎都可见于其他神经症，如焦虑症、抑郁性神经症、疑病症、躯体化障碍等，使本病的诊断更加困难。

（二）症状和体征

1. 症状

（1）衰弱症状：这是本病常见的基本症状。患者经常感到精力不足、萎靡不振、不能用脑，或脑力迟钝，肢体无力，困倦思睡；特别是工作稍久，即感注意力不能集中，思考困难，工作效率显著减退，即使充分休息也不足以恢复其疲劳感。

（2）兴奋症状：患者在阅读书报或收看电视等活动时精神容易兴奋，不由自主地回忆和联想增多；患者对指向性思维感到吃力，而缺乏指向的思维却很活跃，控制不住，在入睡前尤其明显。

（3）情绪症状：主要表现为容易烦恼和易激惹。

（4）紧张性疼痛：常由紧张情绪引起，头痛、头重、头胀、头部紧压感，或颈项僵硬。

（5）睡眠障碍：入睡困难、辗转难眠，多梦、易惊醒，或感到睡眠很浅，似乎整夜都未曾入睡。

（6）其他：头昏、眼花、耳鸣、心悸、心慌、气短、胸闷、腹胀、消化不良、尿频、多汗，男性阳痿、早泄，女性月经紊乱等。

2. 体征

（1）于头部的眶膈筋区、颞筋区、耳筋区、枕筋区及颈筋区可查及阳性病灶。

（2）于头部、颈部、胸廓及腰背可查及肌紧张度增高，以至硬结呈块状，触压疼痛，可触及粗糙状、索样团块、结节或"痛性小结"。

（三）治疗方法

1. 理筋手法

通过手触诊清"病灶"，再根据病症、病情，运用手法进行全身性调理及局部分筋离筋、点穴、转扳等手法消灶，使筋结病灶得以初步松解，疼痛得以缓解。

2. 针刺疗法

在理筋手法的基础上，对一些固结难解的筋结病灶，增加采用针刺疗法，分次给予"固灶行针"点刺治疗，视病灶及患者承受情况，分别给予适当的治疗量。

3. 拔罐疗法

经过理筋手法和针刺疗法治疗后，有些比较严重的患者，还可以在所针刺穴位的皮肤表面再施予拔火罐治疗。

二、慢性疲劳综合征

（一）概述

慢性疲劳综合征以疲劳、低热（或仅自觉发热，实际体温并不升高）、咽喉疼痛、肌痛、关节痛、头痛、注意力不易集中、记忆力下降、睡眠障碍和抑郁等非特异性表现为主的综合征。由于人们在年龄、适应能力、免疫力、社会文化层次等方面所存在的差异，慢性疲劳综合征的表现也错综复杂。

（二）症状和体征

1. 症状

（1）心理方面症状：多数表现为心情抑郁，焦虑不安或急躁、易怒，情绪不稳，脾气暴躁，反应迟钝，记忆力下降等。

（2）身体方面症状：多数患者身体消瘦，但也有少数体态肥胖；面色无华，过早出现面部皱纹或色素斑；肢体皮肤粗糙，干涩，脱屑较多；指（趾）甲失去正常的平滑与光泽；毛发脱落、蓬垢、易断等。

（3）运动系统方面症状：全身疲惫，四肢乏力，周身不适，活动迟缓。

（4）消化系统方面症状：食欲减退，无饥饿感，或偏食，食后消化不良，腹胀；大便形状多有改变，便秘、大便干燥或次数增多等。

（5）神经系统方面症状：精神不振或精神紧张，初期常有头晕、失眠、心慌、易怒等；后期则表现为睡眠不足、多梦、夜惊、失眠等症状。

（6）泌尿系统方面症状：伴随精神异常，可以出现尿频、尿急等泌尿系统症状。

（7）感官系统方面症状：眼睛疼痛、视物模糊、对光敏感、耳鸣、听力下降等。

2. 体征

本病临床可查到广泛性的筋结病灶，病灶好发于眶膈筋区、颞筋区、颈枕筋区、肩筋区、背腰筋区及肢体。常见大小皱眉肌、前颞肌及颞筋膜、耳肌、项上线的肌筋附着点，颈部的颈夹肌、头夹肌、头半棘肌，肩胛提肌、冈上肌、冈下肌、竖脊肌、肩袖肌，以及关节周围的尽筋头等，呈现广泛性筋结病灶。

（三）治疗方法

1. 理筋手法

运用理筋手法，施以全身性的理筋，令经筋体系的肌筋松解而筋舒络活。针对固结的病灶，尤以尽筋头病灶，施以"擀皮理腠""按筋抑痹""揉筋缓节""点穴疗法"等理筋治疗，使筋结病灶得以初步松解，疼痛得以缓解。

2. 针刺疗法

在理筋手法的基础上，对一些固结难解的筋结病灶，增加采用针刺疗法，分次给予"固灶行针"点刺治疗，视病灶及患者承受情况，分别给予适当的治疗量。

3. 拔罐疗法

经过理筋手法和针刺疗法治疗后，有些比较严重的患者，还可以在所针刺穴位的皮肤表面或背部华佗夹脊穴，再施予拔火罐治疗。

三、冷症

（一）概述

冷症，乃是患者自觉手足、下腹、腰部等处有寒冷感，伴见全身虚弱表现的一种病症。

（二）症状和体征

1. 症状

（1）寒冷感：手足发凉及寒冷感是冷症的突出症状。

（2）可伴有头晕头痛等症状。

2. 体征

（1）四肢末梢发凉，气温偏低时多见紫色斑纹线，面色潮红，颈额较常人多汗。

（2）可查及眶膈筋及颞筋有瘀积性筋结。

（3）部分患者在腹部，常可查到"三线""五皱襞"的筋结病灶形成。

（三）治疗方法

冷症患者的经筋疗法治疗，采用因人、因病、因地制宜的施治原则。

1. 理筋手法

首先，着重运用轻柔的理筋手法，施以广泛的舒筋活络全身调治方法，令其气调血和，增强机体整体功能。将经筋诊查发现的筋结病灶，如头颈部及少腹查到的结灶，施以消灶解结。针对患者出现的临床症状，给予消除症状的对症治疗。

2. 针刺疗法

在理筋手法的基础上，对一些固结难解的筋结病灶，增加采用针刺疗法，分次给予"固灶行针"点刺治疗，视病灶及患者承受情况，分别给予适当的治疗量。病情严重者可配合火针。

3. 拔罐疗法

经过理筋手法和针刺疗法治疗后，有些比较严重的患者，还可以在所针刺穴位的皮肤表面再施予拔火罐治疗。

四、病窦综合征

（一）概述

病窦综合征，是指由于窦房结或其周围组织（可包括心房、房室交界区等）的器质性病变，导致窦房结冲动形成障碍和冲动传出障碍而产生的心律失常，主要以窦性心动过缓、窦房传导阻滞、窦性停搏为主，也可出现心动过缓 – 心动过速综合征。

（二）症状和体征

1. 症状

多以心率缓慢所致脑、心、肾等脏器供血不足，尤其是脑部供血不足为主要症状。轻者乏力、头昏、眼花、失眠、记忆力差、反应迟钝或易激动等。严重者可引起晕厥或阿斯综合征发作。

2. 体征

在循环系统有关检查获得确诊后，施以经筋查灶法诊查。

（1）常于左胸廓第4～5肋胸肋关节附近及膻中穴，发现阳性反应病灶点。

（2）于左胸的竖脊肌、斜方肌或菱形肌的肌筋膜，查及呈条索样、结节型的结灶点或痛性小结，触诊时有向胸性传导感。

（三）治疗方法

经筋疗法用于治疗病窦综合征的不稳定态势、发作前期，以及康复过程的功能调节；对于严重的患者，宜在进行中西医抢救病情缓解后，加以调节性治疗。要因人、因病、因地制宜地选择综合疗法中的单项疗法，或施以综合疗法。

1. 理筋手法

首先进行头颈、胸背及肢体等部位理筋松解手法，然后在"以灶为腧"原则指导下，以"钳弓手"手法，采用切拨法、切按法、揉抹法等具体手法进行治疗，使筋结病灶得以初步松解，疼痛得以缓解。

2. 针刺疗法

在理筋手法的基础上，对一些固结难解的筋结病灶，增加采用针刺疗法，分次给予"固灶行针"点刺治疗，视病灶及患者承受情况，分别给予适当的治疗量。

3. 拔罐疗法

经过理筋手法和针刺疗法治疗后，有些比较严重的患者，还可以在所针刺穴位的皮肤表面或背部华佗夹脊穴，再施予拔火罐治疗。

五、中风后遗症

（一）概述

中风后遗症，是指中风后遗存的以半身不遂、麻木不仁、口眼㖞斜、言语不利为主要表现的疾病，是一组复杂的症候群，严重影响患者的生活质量。

（二）症状和体征

1. 症状

（1）麻木：患侧肢体，尤其是肢体的末端，如手指或脚趾，或偏瘫侧的面颊部皮肤有蚁行感，或有针刺感，或表现为刺激反应迟钝。

（2）口眼㖞斜：一侧眼袋以下的面肌瘫痪。表现为鼻唇沟变浅、口角下垂、露齿。鼓颊和吹哨时，口角歪向健侧，说话时更为明显。

（3）初期患者肢体软弱无力，知觉迟钝，活动功能受限。

（4）后期肢体出现强直痉挛，病久可导致肢体畸形和功能丧失。

2. 体征

（1）偏瘫。

（2）口眼㖞斜。

（3）对病变肢体查灶，可触及阳性筋结点。

（三）治疗方法

1. 理筋手法

首先进行全身性的理筋松解手法，然后以患肢或结节处为重点，在"以灶为腧"原则的指导下，以"钳弓手"手法，采用切拨法、切按法、揉抹法等具体手法进行治疗，使筋结病灶和疼痛得以缓解。

2. 针刺疗法

在理筋手法的基础上，对一些固结难解的筋结病灶，增加采用针刺疗法，分次给予"固灶行针"点刺治疗，视病灶及患者承受情况，分别给予适当的治疗量。病情严重者可配合火针。

3. 拔罐疗法

经过理筋手法和针刺疗法治疗后，有些比较严重的患者，还可以在所针刺穴位的皮肤表面或背部华佗夹脊穴，再施予拔火罐治疗。

主要参考书目

［1］黄帝内经素问．北京：人民卫生出版社，1956．

［2］灵枢经．北京：人民卫生出版社，1963．

［3］杨上善．黄帝内经太素．北京：人民卫生出版社，1981．

［4］黄敬伟．经筋疗法．北京：中国中医药出版社，1996．

［5］林辰，黄敬伟．中国壮医经筋学．南宁：广西科学技术出版社，2014．